CHRISTINA WIEDEMANN

KURKUMA

Rundum gesund mit goldgelben Wohlfühlrezepten

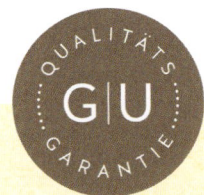

Qualitäts GU GARANTIE

DIE GU-QUALITÄTSGARANTIE

Wir möchten Ihnen mit den Informationen und Anregungen in diesem Buch das Leben erleichtern und Sie inspirieren, Neues auszuprobieren. Bei jedem unserer Produkte achten wir auf Aktualität und stellen höchste Ansprüche an Inhalt, Optik und Ausstattung.
Alle Informationen werden von unseren Autoren und unserer Fachredaktion sorgfältig ausgewählt und mehrfach geprüft. Deshalb bieten wir Ihnen eine 100%ige Qualitätsgarantie.

Darauf können Sie sich verlassen:
Wir legen Wert darauf, dass unsere Gesundheits- und Lebenshilfebücher ganzheitlichen Rat geben.
Wir garantieren, dass:
• alle Übungen und Anleitungen in der Praxis geprüft und
• unsere Autoren echte Experten mit langjähriger Erfahrung sind.

Wir möchten für Sie immer besser werden:
Sollten wir mit diesem Buch Ihre Erwartungen nicht erfüllen, lassen Sie es uns bitte wissen! Wir tauschen Ihr Buch jederzeit gegen ein gleichwertiges zum gleichen oder ähnlichen Thema um. Nehmen Sie einfach Kontakt zu unserem Leserservice auf. Die Kontaktdaten unseres Leserservice finden Sie am Ende dieses Buches.

GRÄFE UND UNZER VERLAG. *Der erste Ratgeberverlag – seit 1722.*

KGS

THEORIE

Ein Wort zuvor … 5

GESUND UND VIELSEITIG 7

Knolle mit Tradition 8
Herkunft und Botanik 9
Geschichte 9
Verwendung in der Küche 10
Extra: Currypulver 11
Kurkuma – Heilpflanze mit Tradition 12
Extra: Interview 14

Heilkraft aus der Erde 16
Sekundäre Pflanzenstoffe 17
Tausendsassa Curcumin 17

Extra: Kurkuma – die Inhaltsstoffe 18
Bioverfügbarkeit 19
Verträglichkeit 19
Kurkuma als Nahrungsergänzungsmittel 20
Extra: In guter Gesellschaft 21

Vorbeugen, lindern, heilen 22
Entzündungen 23
Gut für die Verdauung 24
Kurkuma als Immunbooster 26
Extra: Gesund von Kopf bis Fuß 27
Kurkuma für die Schönheit 28
Erste Hilfe bei Wunden 30
Herzerkrankungen 30
Krebs 31
Diabetes 32
Alzheimer 33
Depressionen 34
Extra: Oft gefragt 35

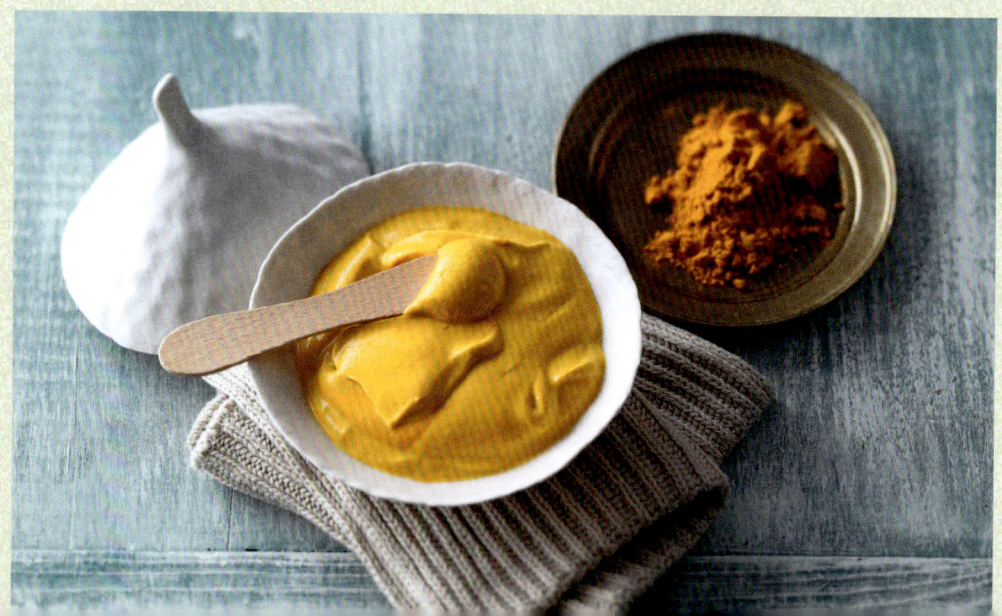

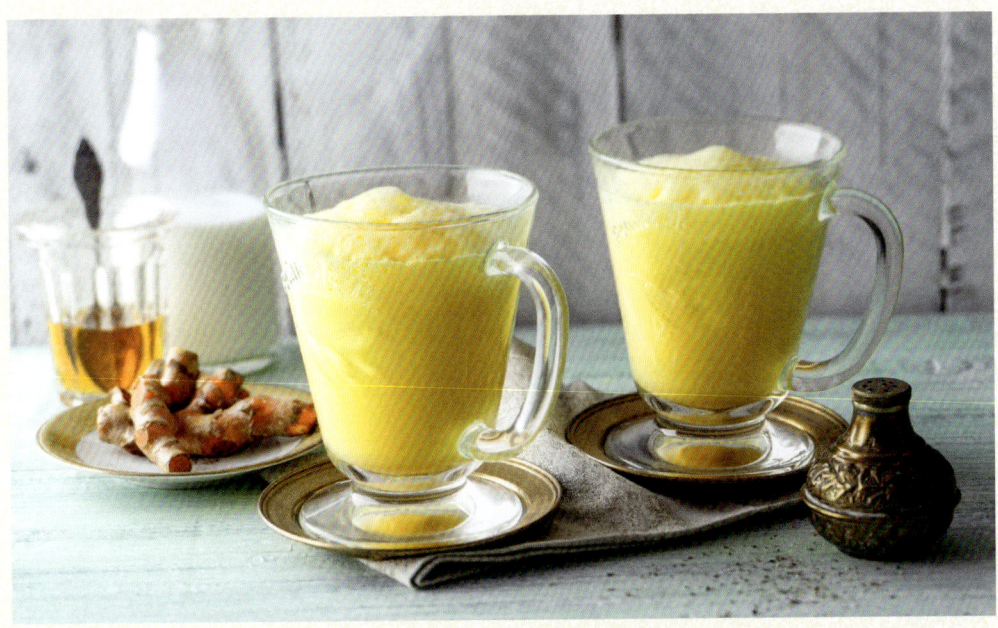

PRAXIS

KÖSTLICHE KURKUMA-KÜCHE 37

Flüssiges Gold 38
Extra: Goldene Milch 40
Extra: Goldene-Milch-
Variationen 41

Wärmendes Gold 50
Extra: Ghee 53
Extra: Chutneys 61

Extra: Haltbarkeit durch
Fermentation 72

Süßes Gold 76

SERVICE

Bücher und Zeitschriften,
die weiterhelfen 90
Adressen, die weiterhelfen 91
Sachregister 92
Rezeptregister 94
Impressum 95

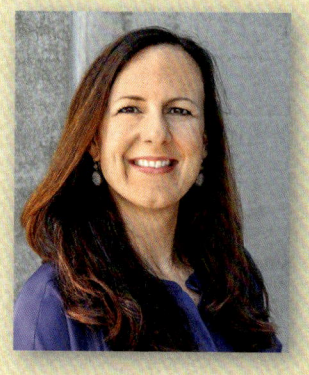

CHRISTINA WIEDEMANN

ist Diplom-Ökotrophologin, Autorin
und zertifizierte Yoga-Lehrerin

»So ist es der Erfahrung gemäß, dass das Gelbe einen durchaus warmen und behaglichen Eindruck mache ... Das Auge wird erfreut, das Herz ausgedehnt, das Gemüt erheitert; eine unmittelbare Wärme scheint uns anzuwehen.«

JOHANN WOLFGANG VON GOETHE IN
SEINEM WERK »ZUR FARBENLEHRE«
ÜBER DIE FARBE GELB

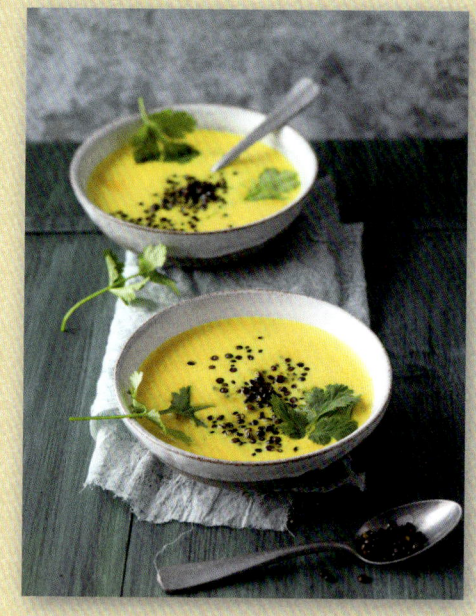

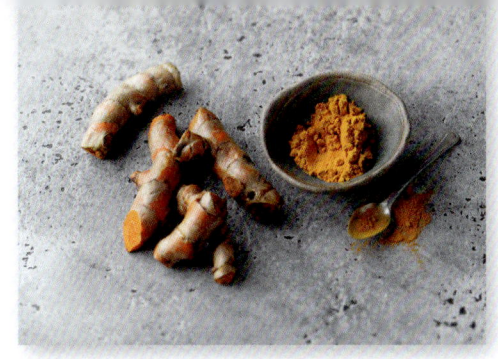

EIN WORT ZUVOR ...

Kurkuma ist ein Geschenk der Natur. Sie bringt nicht nur Farbe und erdige Würze in unser Leben, sie versorgt uns auch mit ihren wertvollen gesunden Inhaltsstoffen. Der Shootingstar darunter ist der sattgelbe Farbstoff Curcumin, der bei einer Vielzahl von Beschwerden Linderung verspricht.

In der indischen Heilkunst Ayurveda und der Traditionellen Chinesischen Medizin wird die Gewürz- und Heilpflanze schon seit Jahrtausenden geschätzt.

Inzwischen rückt Kurkuma aber auch bei uns verstärkt in den Fokus der medizinischen Forschung. So konnte nachgewiesen werden, dass die Knolle entzündungshemmend und zellschützend wirkt. Außerdem stärkt sie das Immunsystem und unterstützt die Verdauung. Curcumin gehört darüber hinaus zu den stärksten Antioxidantien, die wir kennen, und kann somit als effektive Waffe gegen vorzeitige Alterung angesehen werden. Auch in der Alzheimer-, Diabetes- und Krebsprophylaxe gilt das Gewürz als Hoffnungsträger.

Wie vielseitig einsetzbar das Allroundtalent Kurkuma ist, zeigen Ihnen die Rezepte in diesem Buch. Profitieren Sie von den positiven Eigenschaften, indem Sie Getränke und Speisen täglich mit Kurkuma würzen. Das Trendgetränk Goldene Milch, erfrischende Shakes, wärmende Suppen, scharfe Currys und sogar Süßes wie fruchtiger Kuchen und feines Eis machen Lust auf mehr goldgelbe Kost.

Viel Spaß beim gesunden Würzen und Genießen wünscht Ihnen

Christina Wiedmann

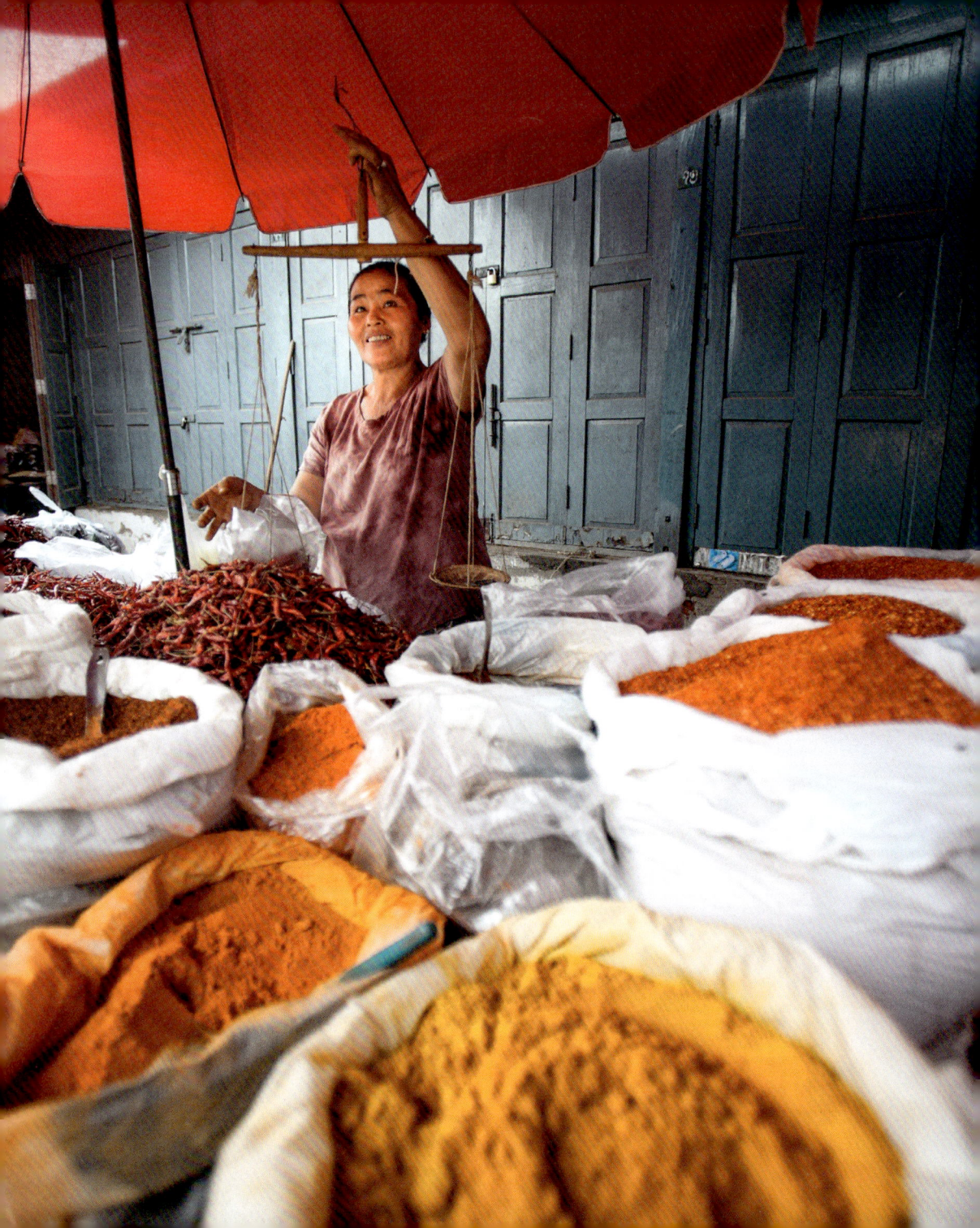

GESUND UND VIELSEITIG

IN ASIEN WIRD KURKUMA SEIT JAHRTAUSENDEN ALS
WÜRZ- UND HEILPFLANZE GESCHÄTZT. INZWISCHEN HAT
ABER AUCH DIE WESTLICHE WISSENSCHAFT IHR AUGENMERK
AUF DIE GOLDGELBE KNOLLE GERICHTET UND DEREN
HEILSAME WIRKUNG ENTDECKT.

Knolle mit Tradition 8
Heilkraft aus der Erde 16
Vorbeugen, lindern, heilen 22

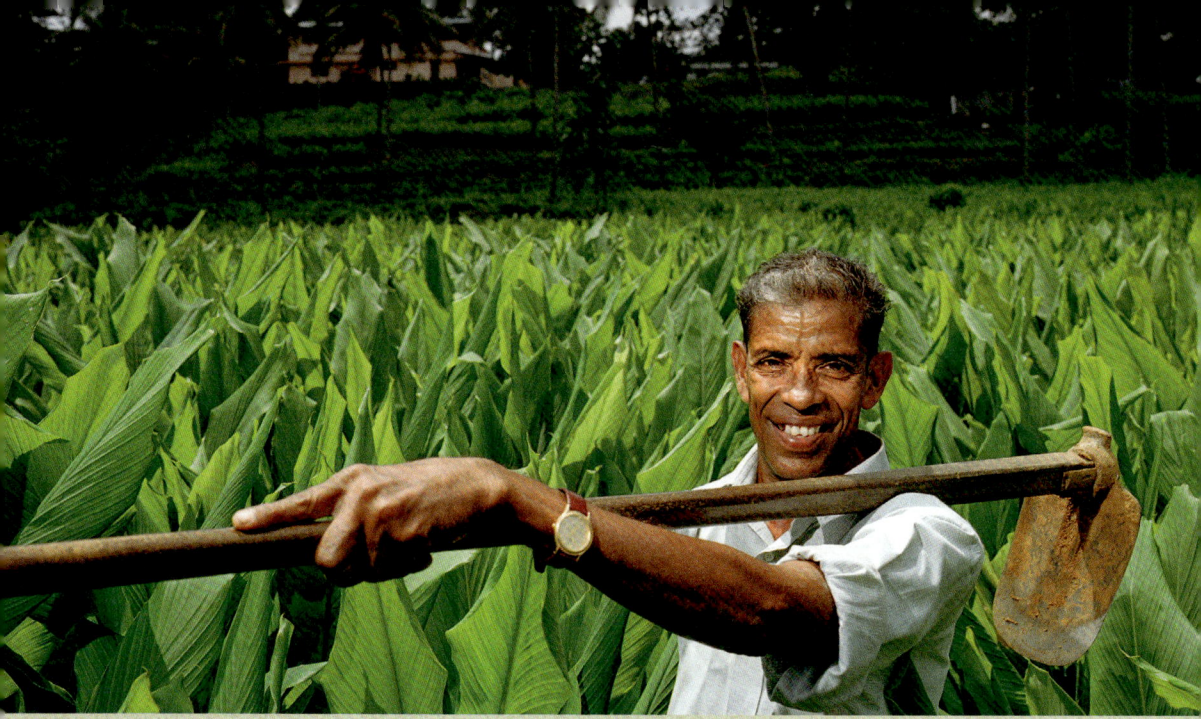

KNOLLE MIT TRADITION

Kurkuma ist in Asien seit über 4 000 Jahren fester Bestandteil vieler landestypischer Küchen. Unter anderem spielt die würzige goldgelbe Knolle eine tragende Rolle in Currymischungen, denen sie die typische Farbe gibt. Außerdem dient Kurkuma vor allem in der chinesischen und indischen Medizin seit Jahrtausenden als Heilmittel. In Deutschland ist das Gewürz unter dem Namen Gelbwurz bekannt. Inzwischen wird es auch hierzulande nicht nur als Bestandteil von Currypulver geschätzt, sondern macht unter anderem in asiatisch inspirierten Gerichten und in dem Powerdrink Goldene Milch ▶ **siehe Seite 40** von sich reden. Das cremige Getränk aus warmer Milch oder Pflanzendrink mit Kurkuma wird auch als Kurkuma-Latte bezeichnet. Es wärmt von innen, stärkt das Immunsystem und ist ein gesunder Kaffeeersatz.

Herkunft und Botanik

Kurkuma oder Gelbwurz wird bei uns umgangssprachlich auch indischer Safran oder gelber Ingwer genannt. Die Namen lassen auf die charakteristische goldgelbe Farbe schließen. Im Fall des Ingwers auch auf eine botanische Verwandtschaft der Knollen. Mit dem teuren und ebenfalls gelb färbenden Krokusgewürz Safran hat Kurkuma hingegen außer der Farbe nichts gemeinsam.

Verwandt mit Ingwer

Kurkuma gehört zur Familie der Ingwergewächse (lat. *Zingiberaceae*). Die Pflanze mit dem lateinischen Namen *Curcuma longa* kann bis zu einem Meter hoch wachsen und wird in den tropischen Gebieten Asiens und Afrikas angebaut.

Die mehrjährige Staude hat hellgrüne Blätter und weiße sowie gelbe Blüten. Unter der Erde befinden sich Speicherorgane mit gelbbrauner Rinde. Sie sehen aus wie Wurzeln, sind aber verdickte Sprossknollen. Diese sogenannten Rhizome sind der uns bekannte Teil der Pflanze. Sie werden als Gewürz und Heilmittel verwendet. In ihnen befindet sich auch der Hauptinhaltsstoff der Kurkuma, der gelbe Farbstoff Curcumin, ein wichtiges Antioxidans, das unter anderem entzündungshemmende Eigenschaften hat und der Knolle ihre charakteristische leuchtende Farbe verleiht. Im Vergleich mit Ingwer ist die Kurkumaknolle weniger verzweigt und

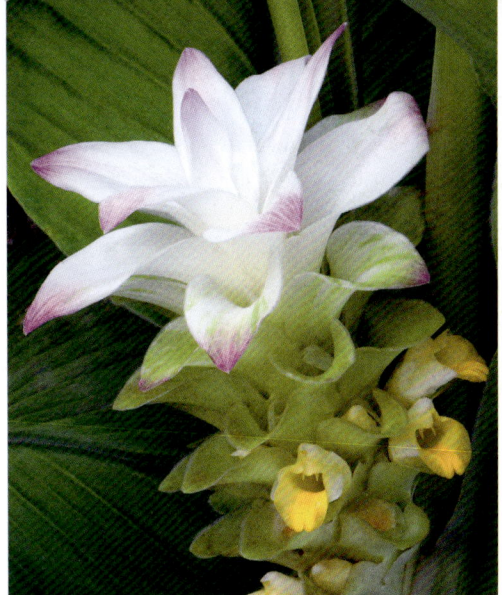

Dekorativ: Die Blüten der Kurkumapflanze werden auch als Schnittblumen angeboten.

länger. Der Wurzelstock kann wie der des Ingwers frisch verwendet werden. Für Kurkumapulver wird das Rhizom zunächst gekocht und dann getrocknet und gemahlen. Dabei kommen spezielle Trocknungsgeräte zum Einsatz, da sich das empfindliche Curcumin schnell verflüchtigt.

Geschichte

Der Handel mit dem fernöstlichen Gewürz reicht bis ins Altertum zurück. Schon vor Christi Geburt brachten arabische Händler Gewürze wie Kurkuma und Ingwer nach Europa. Im Vergleich zu Ingwer führte Kurkuma in Europa jedoch lange Zeit ein Schattendasein. Die Knolle wurde zwar hier und da in Klöstern zu medizinischen Zwecken genutzt, hatte jedoch keine weitreichende Bedeutung. Kulinarisch versteckte sie sich als zumeist unbekannter Bestandteil in Currypulver. Seit geraumer Zeit ist jedoch auch die westliche Medizin auf die Heilwirkung von Kurkuma aufmerksam geworden und der im Rhizom enthaltene Wirkstoff Curcumin wird intensiv erforscht.

In Südasien hat Kurkuma aber nicht nur als Würz- und Heilmittel Tradition: Die Pflanze wird auch als Färbemittel genutzt. So färben hinduistische und buddhistische Mönche ihre farbenfrohen orangeroten Gewänder traditionell mit Kurkuma.

TIPP

ALLES GELB

Zum Verarbeiten von Kurkuma – vor allem der frischen Knolle – sollten Sie Einmalhandschuhe anziehen. Der gelbe Farbstoff Curcumin hinterlässt nicht nur in Speisen, sondern auch auf Händen und Kleidung hartnäckige Flecken. Da Kurkuma nicht lichtecht ist, können Flecken auf der Kleidung in der Sonne aufgehellt werden. Die Hände sollten Sie mit Zitronensaft einreiben und mehrmals kräftig waschen. Die Flecken werden heller und sind nach ein paar Tagen weg.

Verwendung in der Küche

In der indischen Küche ist Kurkuma ein Muss und gehört als Pulver in jede Currymischung. Indien ist auch das Hauptanbauland und verbraucht selbst über drei Viertel der Welternte.

In Südostasien, beispielsweise in Thailand, ist vor allem die Verwendung der frischen Knolle verbreitet. Auch in chinesischen Gerichten oder nordafrikanischen Eintöpfen wie Tajines ist Kurkuma beliebt. In Europa tauchte Kurkuma hingegen lange Zeit nur als Bestandteil von Gewürzmischungen auf.

Top für Geschmack & Optik

Doch die Gelbwurz kann viel mehr: Mit ihrem aromatisch scharfen und leicht bitteren Geschmack sowie der intensiven goldgelben Farbe lassen sich viele Speisen aufpeppen. Kurkuma eignet sich zum Würzen von Suppen sowie für Nudel- oder Reisgerichte. Sie passt gut zu Fleisch und Fisch und kann Saucen, Dips, Dressings und Marinaden bereichern. Außerdem verfeinert sie Süßes wie Kuchen, Gebäck, Eis und Konfitüre. Milch und Milchprodukten sowie Pflanzendrinks gibt Kurkuma zudem eine schöne goldene Farbe. Auch Smoothies, Säften und Tees verleiht die Knolle einen Geschmackskick und kann so schon beim Frühstück für einen gesunden Start in den Tag sorgen. Und selbstverständlich darf Gelbwurz nicht in Currygerichten sowie Chutneys fehlen.

CURRYPULVER

In Indien, dem Heimatland des Currys, wird die Gewürzmischung für jedes Gericht eigens kombiniert. Manche Currys bestehen aus nur drei Gewürzen, für andere werden mehr als ein Dutzend Zutaten verwendet. Kurkuma ist fast immer dabei: Sie verleiht den verdauungsfördernden Mischungen ihre typische Farbe und einen warmwürzigen Geschmack. Die wichtigsten Gewürze im Currypulver:

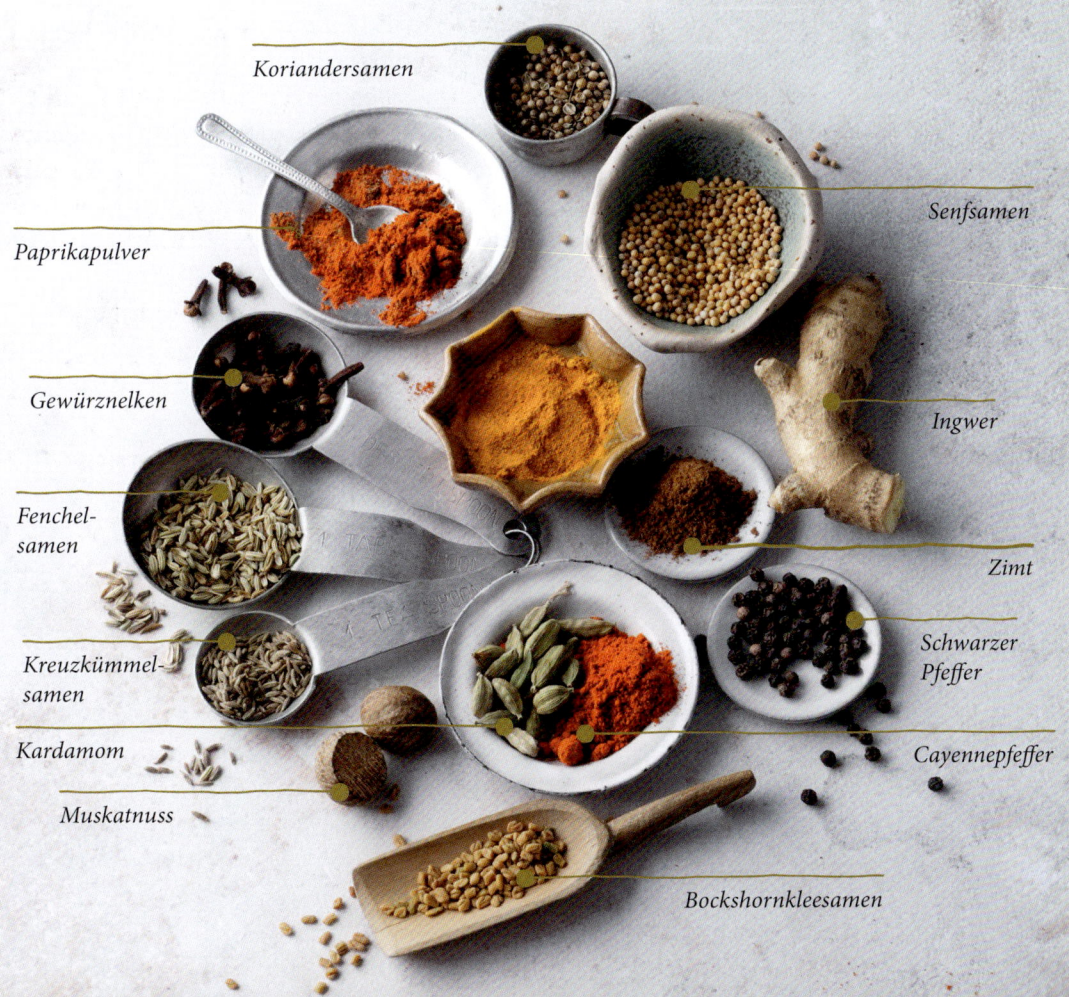

Koriandersamen

Senfsamen

Paprikapulver

Gewürznelken

Ingwer

Fenchel-samen

Zimt

Kreuzkümmel-samen

Schwarzer Pfeffer

Kardamom

Cayennepfeffer

Muskatnuss

Bockshornkleesamen

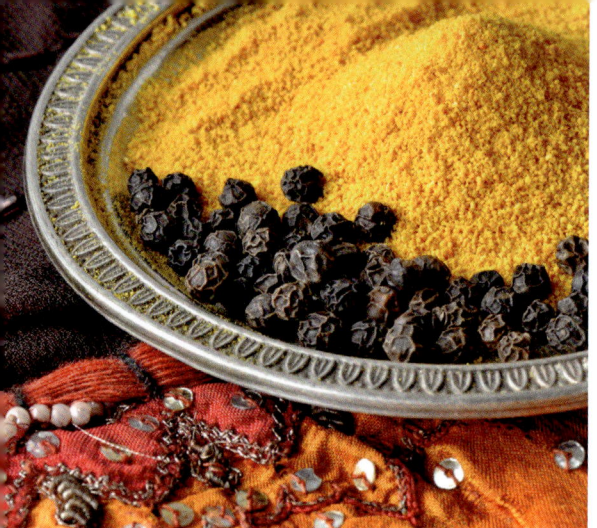

Ein perfektes Paar: Pfeffer erhöht die Bioverfügbarkeit von Kurkuma um ein Vielfaches.

Teamplayer

Kurkuma harmoniert wunderbar mit anderen Gewürzen wie Ingwer, Kardamom, Koriander, Zimt oder Vanille. In Kombination mit dem in Pfeffer enthaltenen Stoff Piperin ▸ siehe Seite 19 kann der Körper das Curcumin der Kurkuma sogar noch besser aufnehmen und verwerten.

INFO

E 100

Curcumin wird in der Lebensmittelindustrie auch als Farbstoff E 100 eingesetzt. E 100 soll unter anderem Wurst, Senf, Teigwaren und Margarine ein ansprechendes Aussehen geben.

Frisch oder getrocknet

Frische Kurkumaknollen schmecken leicht bitter bis scharf. Kurkumapulver ist etwas milder. Getrocknete und gemahlene Kurkuma gibt es in Supermärkten, Biosupermärkten und Asienläden. Kurkumapulver sollten Sie gut verschlossen an einem kühlen, dunklen Ort aufbewahren. Unter Lichteinfall verblasst die Farbe und das Gewürz verliert sein Aroma. Auch frische Rhizome werden mittlerweile in Biomärkten und gut sortierten Supermärkten angeboten. Kurkumaknollen haben tief orangefarbenes Fruchtfleisch. Sie sollten eine feste, glatte Haut und gegebenenfalls eine frische Bruchstelle aufweisen. Am besten bewahren Sie frische Knollen im Gemüsefach des Kühlschrankes auf. Dort sind sie dann maximal drei Wochen haltbar. Als ganze Knolle oder portionsweise geschält und gerieben können Sie Kurkuma auch einfrieren.

Kurkuma – Heilpflanze mit Tradition

Seit Jahrtausenden gilt Kurkuma in Asien als vielseitiges Heilmittel. In Malaysia und Indonesien wird die Knolle beispielsweise zur Behandlung von Leber- und Gallenbeschwerden eingesetzt. Auch die traditionelle indische Heilkunst Ayurveda und die Traditionelle Chinesische Medizin (TCM) nutzen Kurkuma seit jeher zur Heilung und Linderung unterschiedlichster Beschwerden.

Ayurveda

In der indischen Ayurvedalehre gilt Kurkuma als universelles Heilmittel. Alte Schriften belegen, dass die Pflanze schon vor etwa 4 000 Jahren genutzt wurde. Kurkuma war damals eines der wichtigsten Gewürze und galt als heilige Pflanze.

Ayurveda, das Wissen (veda) vom langen Leben (ayur), ist das älteste uns überlieferte Medizinsystem der Welt. Der ganzheitliche Ansatz umfasst Reinigungskuren, Körperübungen (Yoga) und als wichtigstes Element die Ernährungslehre. Ziel des Ayurveda ist es, die Gesundheit zu erhalten und Krankheiten zu vermeiden.

In der Ayurvedamedizin gilt Kurkuma als harntreibend und soll bei Magenbeschwerden helfen. Ferner wird es gegen Infektionen und bei Hautkrankheiten eingesetzt. Zudem gilt Gelbwurz als Blutreiniger: Besonders bei Lebererkrankungen wird auf die reinigende Wirkung gesetzt.

Traditionelle Chinesische Medizin

Als Naturarznei wird Kurkuma auch in der Traditionellen Chinesischen Medizin (TCM) geschätzt. In der TCM steht die Lebenskraft Qi im Mittelpunkt der Gesundheit. Ist der Fluss des Qi gestört, kommt es zu Krankheiten. Wichtige Säulen der TCM sind: Akupunktur, Arzneimitteltherapie, Tuina (manuelle Therapie), Lebenspflege (Qigong und Taiji) sowie die Ernährungslehre. Die Ernährungslehre der TCM, auch 5-Elemente-Ernährung genannt, teilt die Nahrungsmittel nach ihrer thermischen Qualität (heiß, warm, neutral, erfrischend, kalt) ein. Kurkuma gilt als thermisch erwärmend und wird wegen seines bitteren Geschmacks dem Element Feuer zugeordnet. In der TCM wird Gelbwurz zur Stärkung der energetischen Mitte und zur Förderung der Lebensenergie Qi eingesetzt.

Zudem stärkt die Knolle der Lehre zufolge das Milz-Qi und das Magen-Qi und somit die Verdauung. Kräuterrezepturen mit Kurkuma werden bei Magenbeschwerden verabreicht und kommen auch bei Ekzemen und Hautausschlägen zur Anwendung.

Darüber hinaus soll Kurkuma den Blutfluss anregen und gegen Menstruationsbeschwerden helfen. Auch bei depressiven Stimmungen und bei Rheuma empfehlen die Ärzte der TCM Kurkuma.

TIPP

BIOQUALITÄT

Ob gemahlen als Pulver oder frisch als Rhizom, wer Kurkuma täglich in seinen Speiseplan einbaut und von der heilenden Wirkung profitieren möchte, sollte hochwertige Bioqualität kaufen. Konventionell angebaute Produkte können Schadstoffe und Pestizide enthalten.

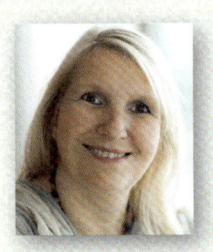

INTERVIEW
mit Kerstin Rosenberg

Kerstin Rosenberg ist Expertin für ayurvedische Ernährung, Kochkunst und Kräutertherapie. Sie bildet seit vielen Jahren Ayurveda-Ernährungsberater und -therapeuten aus. Außerdem ist sie Gründungs- und Vorstandsmitglied im Verband Europäischer Ayurveda-Mediziner und -Therapeuten e.V.

Welchen Stellenwert hat die Ernährung im Ayurveda?

Die richtige Ernährung ist eine wesentliche Säule der ayurvedischen Gesundheitslehre. Dabei unterscheiden Ayurvedaexperten zwischen »food as food« und »food as medicine«. Das heißt, eine gesunde Ernährung ist prinzipiell die Basis für ein gesundes Leben und kann helfen, verschiedenen Krankheiten wirkungsvoll vorzubeugen.

Ist der Mensch jedoch bereits krank, so ist die tägliche Nahrung ein wesentlicher Teil seiner Therapie.

Denn mit der Entscheidung, was wir essen, wann wir es essen und wie wir unser Essen zubereiten, können wir Nahrungsmittel zu Heilmitteln werden lassen. Der ayurvedischen Lehre zufolge können mehr als die Hälfte aller Erkrankungen allein durch die richtige Ernährung behandelt werden.

Welche Rolle spielt dabei Kurkuma?

Neben Ingwer ist Kurkuma das wichtigste Gewürz in der ayurvedischen Küche und Medizin. Wohl nicht zuletzt deshalb ist das goldgelbe Kurkumapulver als Basisgewürz in jeder Currymischung zu finden. So verbessert es nicht nur den Geschmack der Speisen, sondern fördert auch täglich unsere Gesundheit.

Welche heilenden Wirkungen werden Kurkuma zugesprochen?

Die Liste der therapeutischen Anwendungsmöglichkeiten der Kurkuma in der ayurvedischen Heilkunde ist lang. Durch ihre stoffwechselanregende, antiseptische, blutreinigende, immunstärkende, hauttherapeutische und atemwegsbefreiende Wirkung kommt Kurkuma bei zahlreichen Beschwerden zum Einsatz.

Wie sollte Kurkuma dosiert werden?

Zur täglichen Stärkung der Verdauungs- und Abwehrkraft reicht es, wenn wir unsere Speisen mit einem halben Teelöffel Kurkuma würzen. Für Menschen mit Diabetes, Übergewicht, Asthma, Heuschnupfen oder Hauterkrankungen werden bis zu zwei Teelöffel Kurkuma pro Tag empfohlen. Ideal ist es, Kurkuma mit etwas Milch oder Butterfett, also Ghee, sowie einer Prise Pfeffer zu sich zu nehmen, damit sich die heilenden Wirkstoffe voll entfalten können.

Wird Kurkuma im Ayurveda als Pulver oder als Knolle verwendet?

Kurkuma kommt im Ayurveda frisch und getrocknet zum Einsatz. Zur täglichen Gesundheitsstärkung wird normalerweise Kurkumapulver verwendet.

Die frische Knolle wird in der traditionellen Ayurvedadiätetik eher für Spezialrezepte – wie Heilsuppen und Chutneys – eingesetzt. Denn bei frischer Kurkuma ist der adstringierende – also der zusammenziehende – Aspekt sehr viel stärker ausgeprägt. Dies empfinden manche Menschen als unangenehm oder zumindest gewöhnungsbedürftig. Die therapeutische Wirkung von Heilrezepten mit frischer Kurkuma wird jedoch als besonders stark beschrieben. So empfiehlt die traditionelle Ayurvedamedizin beispielsweise ein Chutney aus gedünsteten Trauben und frisch geraspelter Kurkuma für Patienten mit Herz-Kreislauf-Beschwerden.

Welche Zubereitungsarten für Kurkuma empfehlen Sie?

Die frische Kurkumaknolle wird in der ayurvedischen Heilkost gerne fein gerieben und in Ghee zusammen mit etwas fein gehackter Ingwerwurzel und Kreuzkümmel angebraten. Dann werden gehackte Zwiebeln und weitere gemahlene Gewürze dazugegeben. So entsteht eine optimale Gewürzbasis für die Zubereitung von Suppen, Chutneys oder Reisgerichten.

Sehr gut schmeckt frische Kurkuma auch in Kombination mit Wurzelgemüsen wie Möhren oder Pastinaken. Durch die erhitzende, stoffwechselanregende und reinigende Wirkung von Kurkuma sind diese süßen Gemüsesorten dann auch für Diabetiker bekömmlicher und besser verdaulich.

Passt Kurkuma auch in Getränke?

Für eine Kurkuma-Latte, die heute im Trend liegende Kurkumamilch, wird traditionell keine frische Kurkuma, sondern Kurkumapulver verwendet. Fügen wir zusätzlich noch etwas Ingwerpulver und schwarzen Pfeffer hinzu, ist die Milch leichter verdaulich und die Wirkung auf die Atemwege ist optimiert. Frische Kurkuma kann zusammen mit frischer Kokosnuss- oder Mandelmilch zu einem gesunden und köstlichen Shake verarbeitet werden. Viele Menschen konnten mit so einem Shake schon ihre Histamintoleranzfähigkeit und ihr Hautbild wesentlich verbessern.

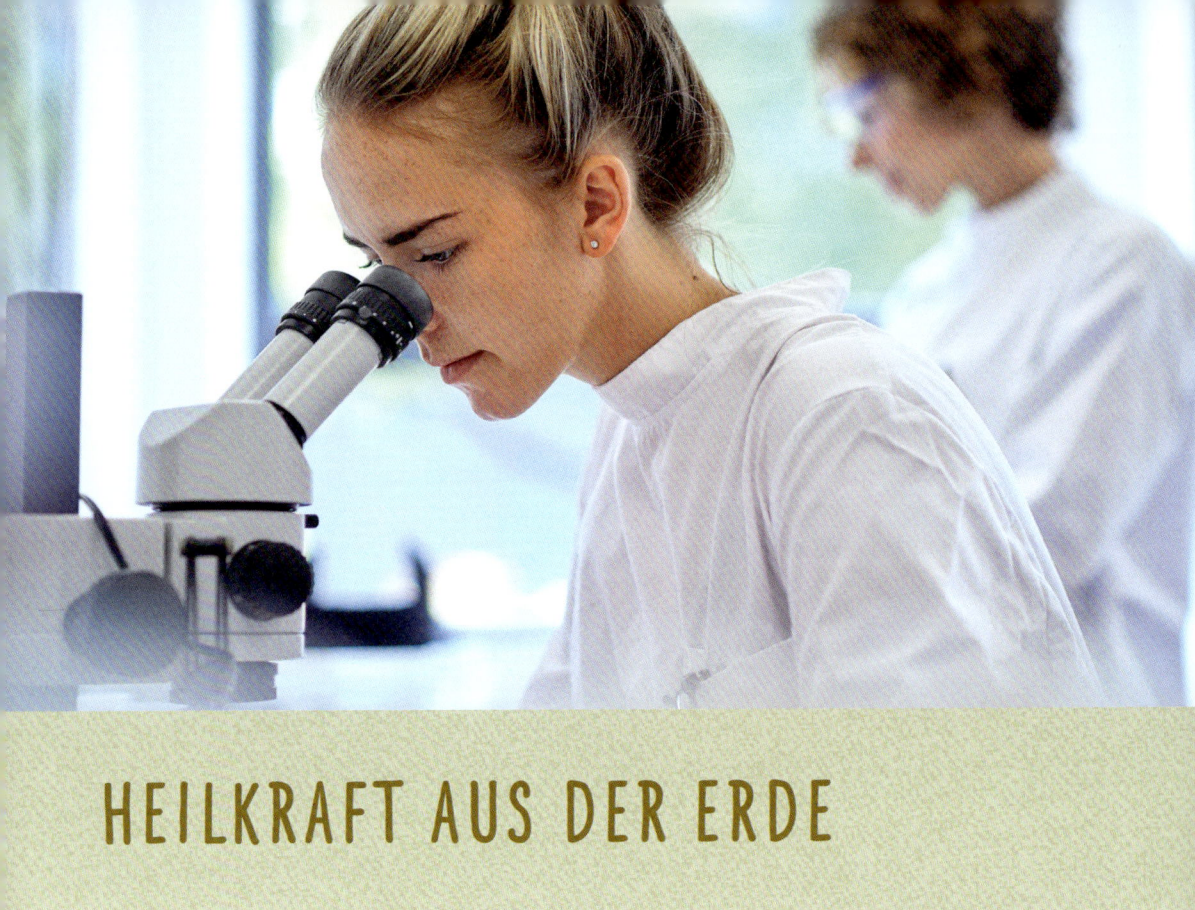

HEILKRAFT AUS DER ERDE

Als »Zauberknolle« wird sie bezeichnet, zuweilen auch als »Gewürz des Lebens« oder als »magische Wunderwurzel« – die Kurkumaknolle ist in den vergangenen Jahren weltweit zum Shootingstar geworden. Auch die westliche Wissenschaft beschäftigt sich zunehmend mit Kurkuma: Sucht man in der Datenbank der U. S. National Library of Medicine, so ergibt der Begriff »Curcumin« knapp 9 900 Treffer. Waren dort 2011 rund 600 Artikel zum Thema Kurkuma zu finden, so gab es im Jahr 2016 bereits knapp doppelt so viele. Zudem werden auf der Webseite des U. S. National Institute of Health über 140 klinische Studien vorgestellt, in denen das therapeutische Potenzial von Curcumin erforscht wird. Schwerpunktmäßig werden in den Studien die krebs- und entzündungshemmenden Wirkungen von Curcumin sowie die Auswirkungen auf die

Nervenkrankheit Alzheimer und die Herz-Kreislauf-Funktionen untersucht. Erste Forschungsergebnisse zeigen, dass Kurkuma bei bestimmten Krankheiten heilenden Einfluss haben kann.

Sekundäre Pflanzenstoffe

Das Antioxidans Curcumin, wichtigster Wirkstoff des Kurkumarhizoms, gehört zur Gruppe der sekundären Pflanzenstoffe. Das sind natürliche Geschmacks-, Duft- und Farbstoffe sowie Wachstumsregulatoren, die ausschließlich von Pflanzen gebildet werden. Sie schützen die Pflanzen vor Krankheiten und Schädlingen und regulieren das Wachstum. Da sie in unserer Nahrung nur in sehr kleinen Mengen vorkommen und im Gegensatz zu Kohlenhydraten, Eiweiß und Fett keinen eigenen Nährwert haben, wurden sie von der Wissenschaft lange stiefmütterlich behandelt. Mittlerweile ist jedoch erwiesen, dass diese bioaktiven Stoffe auch im menschlichen Körper wichtige Schutzfunktionen übernehmen können.

Vielseitige Gesundheitshelfer

Etwa 100 000 solche Bioaktivstoffe sind bekannt. Wenn wir sie über die Nahrung zu uns nehmen, senken sie unter anderem unser Risiko für Herz-Kreislauf-Erkrankungen und bestimmte Krebsarten. Darüber hinaus beeinflussen sie Stoffwechselprozesse und wirken antioxidativ, das heißt, sie hindern freie Radikale daran, sich mit anderen Molekülen zu verbinden und unsere Zellen zu schädigen. So schützen uns Antioxidantien unter anderem vor Krankheiten und vorzeitiger Alterung.

Tausendsassa Curcumin

Die Hauptwirkstoffe von Kurkuma sind die im Rhizom vorkommenden Curcuminoide Curcumin, Desmethoxycurcumin und Bisdesmethoxycurcumin, wobei Curcumin etwa 75 Prozent der Curcuminoide ausmacht. Diese biologisch aktiven Stoffe gehören zu den Polyphenolen, antioxidativ wirkende Farb- und Geschmacksstoffe aus der Gruppe der sekundären Pflanzenstoffe. Sie liegen vor allem in den äußeren Randschichten von Obst und Gemüse und verleihen der Kurkuma auch die typische Farbe. Das Kurkumarhizom enthält drei bis fünf Prozent Curcuminoide. Die wichtigsten weiteren Inhaltsstoffe finden Sie auf Seite 18.

Antimikrobieller Immunschutz

Die pharmakologische Wirkungsweise von Curcumin ist vielfältig: Es besitzt entzündungshemmende, antioxidative und krebshemmende Eigenschaften. Darüber hinaus kann Curcumin das Wachstum von Mikroorganismen wie Bakterien und Pilzen hemmen. Ferner hat es einen stärkenden Einfluss auf das Immunsystem und fördert unsere Verdauung.

KURKUMA – DIE INHALTSSTOFFE

Mehr als 200 biologisch aktive Verbindungen sind in Kurkuma enthalten. Neben den Hauptwirkstoffen, den Curcuminoiden, gehören dazu auch Mineralstoffe, ätherische Öle und Vitamine. Die wichtigsten Inhaltsstoffe und ihre Wirkung stellen wir Ihnen hier kurz vor.

Curcuminoide wirken entzündungshemmend und immunstärkend.

Magnesium fördert den Knochenaufbau.

Eisen unterstützt in Verbindung mit Vitamin C die Blutbildung.

Bitterstoffe regen die Speichel-, Magensaft- und Gallenausscheidung an und helfen bei Verdauungsbeschwerden.

Vitamin C und E wirken als Radikalfänger und stärken das Immunsystem.

Carotinoide stärken das Immunsystem und wirken als Radikalfänger.

Vitamin A fördert die Kraft der Augen und das Wachstum von Haut und Schleimhäuten.

Ätherische Öle und Harze haben entzündungshemmende und antimikrobielle Eigenschaften und pushen das Immunsystem.

B-Vitamine regulieren den Kohlenhydrat-, Fett- und Eiweißstoffwechsel.

Kalzium stabilisiert die Gesundheit von Knochen und Zähnen.

Proteine kurbeln den Stoffwechsel an und unterstützen Muskeln und Knochen.

Bioverfügbarkeit

Unter Bioverfügbarkeit verstehen wir das Potenzial eines Wirkstoffs, vom Körper aufgenommen zu werden. Die Bioverfügbarkeit von Curcumin ist nicht ideal, denn Curcumin ist lipophil, das bedeutet schlecht wasserlöslich. Wegen der geringen Wasserlöslichkeit wird der gelbe Pflanzenstoff über den Magen-Darm-Trakt nur mäßig gut im Körper aufgenommen. Gelangt Curcumin in den Organismus, wird er über die Leber rasch wieder ausgeschieden. Die eingeschränkte Bioverfügbarkeit von Curcumin begrenzt den gesundheitlichen Nutzen des Stoffs. Wichtig ist es deshalb, Curcumin in der Ernährung optimal zu kombinieren.

Verträglichkeit

In klinischen Studien wurde bei der Einnahme von mehr als acht Gramm Kurkuma täglich eine erhöhte Neigung zu Durchfall festgestellt. Bei Überdosierung können auch Magenbeschwerden auftreten, die zu Übelkeit und Erbrechen führen.
Der ADI-Wert (Acceptable Daily Intake) für Curcumin wurde von der European Food Safety Authority (EFSA) auf drei Milligramm pro Kilogramm Körpergewicht festgesetzt. Der Wert kennzeichnet die Menge eines Stoffs, die ein Mensch lebenslänglich täglich verzehren kann, ohne gesundheitliche Schäden davonzutragen. Bei 70 Kilogramm Körpergewicht wären demnach täglich 210 Milligramm Curcumin, das entspricht einem gehäuften Teelöffel oder circa fünf Gramm Kurkuma, völlig unbedenklich.

Die richtige Menge

Beim Verzehr von natürlichem Curcumin im Rahmen der empfohlenen Mengen gibt es keine bekannten negativen Nebenwirkungen. Dennoch ist eine sparsame Dosierung empfehlenswert, weil Gerichte bei Überdosierung einen modrigen, moschusähnlichen Geruch bekommen und nicht mehr gut schmecken. Steigern Sie die tägliche Dosis langsam, um sich an den charakteristischen Geschmack zu gewöhnen.

WICHTIG

VERBESSERTE AUFNAHME
Studien zeigen, dass sich die Aufnahme von Curcumin durch die Kombination mit Piperin, einem Wirkstoff des schwarzen Pfeffers, verbessern lässt. Piperin verlangsamt den Stoffwechsel in der Leber und die Bioverfügbarkeit von Curcumin kann so um bis zu 2 000 Prozent erhöht werden.
Auch die Kombination mit kalt gepresstem Olivenöl, Ghee oder nativem Kokosöl verbessert die Bioverfügbarkeit von Curcumin.

Kurkuma als Nahrungsergänzungsmittel

Eine Versorgung mit Curcumin in ausreichender Menge allein über die Mahlzeiten zu erzielen, kann im Alltag schwierig sein. In diesem Fall können Sie zusätzlich auch zu Nahrungsergänzungsmitteln oder fertigen Kurkumaprodukten greifen. Achten Sie dabei auf jeden Fall auf hochwertige Kurkuma ohne Füllstoffe und auf die Herkunft der Rohware. Die Produktpalette reicht von Präparaten mit gemahlener Kurkuma bis zu Mitteln mit hoch dosiertem, fast reinem Curcumin.

Kapseln: Kapseln sind praktisch, da sie gut zu dosieren sind und auch unterwegs einfach eingenommen werden können. Die Kapseln enthalten Kurkumapulver oder reines Curcumin.

Tabletten: Tabletten können wie Kapseln gut dosiert werden. Achten Sie darauf, dass sie ohne weitere Inhaltsstoffe wie Füllstoffe gepresst worden sind. Kleinere Tabletten können eine gute Alternative sein, wenn Sie keine Kapseln schlucken können.

Saft: Kurkumasaft können Sie pur genießen oder mit anderen Säften und Smoothies mischen. Wichtig ist, dass der Saft frei von Zuckerzusätzen, Aromen und Konservierungsstoffen ist. Kurkumasaft können Sie auch temporär als Kur trinken.

Tropfen: Bei Tropfen sind die Wirkstoffe der Kurkuma in Alkohol gelöst. Auch Tropfen können exakt dosiert werden. Nehmen Sie sie pur oder in Wasser, Tee oder anderen Flüssigkeiten ein.

Kombinationspräparate: Häufig werden Präparate angeboten, die Kurkuma mit Piperin kombinieren. Dies erhöht die Bioverfügbarkeit von Curcumin. Einige Hersteller setzen neuerdings auch auf die Kombination von Curcumin mit ätherischen Kurkumaölen, die sich in ihrer Wirkung gegenseitig unterstützen.

Tee & Co.: Unkompliziert für die Zubereitung unterwegs sind Fertigmischungen für Goldene Milch oder verschiedene Teesorten mit gemahlener Kurkuma.

Mizellen

Ideal zur deutlichen Steigerung der Bioverfügbarkeit ist nach aktuellem Forschungsstand Mizellen-Kurkuma. Hier wird das fettlösliche Curcumin in eine wasserlösliche Schicht aus sogenannten Mizellen verpackt und kann dann vom Körper leichter aufgenommen werden.

WICHTIG

ARZT KONSULTIEREN
Zur Behandlung von Krankheiten sollten Sie hoch dosierte Curcuminprodukte wählen, dies jedoch immer mit Ihrem Arzt absprechen.

IN GUTER GESELLSCHAFT

Kurkuma harmoniert hervorragend mit anderen Gewürzen und wird in ihrer Wirkung von diesen teilweise unterstützt.

INGWER

Ingwer wird in China und Indien seit jeher als Heilmittel und Gewürz geschätzt. Wirksame Inhaltsstoffe sind unter anderen ätherische Öle und Bitterstoffe, die besonders konzentriert unter der Schale stecken. Ingwer wirkt bei Erkältung im frühen Stadium, löst den Schleim und lindert Entzündungen im Nasen- und Rachenraum. Ferner regt die Knolle den Kreislauf an. Bei Übelkeit wirkt Ingwer entkrampfend. Einflüsse auf die Schmerzlinderung werden noch erforscht. Erwiesen ist jedoch, dass Ingwer Entzündungen lindert und einige Inhaltsstoffe der Wurzel Schmerzrezeptoren blockieren und somit dafür sorgen, dass weniger Schmerzreize im Gehirn ankommen. Im Ayurveda gilt Ingwer als appetitanregend und wird bei Asthma und Arthritis eingesetzt.

PFEFFER

Pfeffer ist eines der ältesten Gewürze der Welt. Je nach Zeitpunkt der Ernte und der Weiterverarbeitungsmethode unterscheidet man schwarzen, weißen, grünen und roten Pfeffer. Die bekannteste Sorte, der schwarze Pfeffer, besteht aus ganzen, unreif geernteten, ungeschälten Früchten, die beim Trocknen eine dunkle Farbe annehmen. Der Geschmack des schwarzen Pfeffers wird durch das Alkaloid Piperin hervorgerufen, das die Speichel- und Magensaftsekretion stimuliert und somit den Appetit anregt und die Verdauung fördert. Darüber hinaus unterstützt Piperin die Bioverfügbarkeit von Curcumin. Pfeffer ist reich an Antioxidantien und wirkt entzündungshemmend.

CHILI

Die Früchte der Gewürzpaprikapflanze gibt es in unterschiedlichen Farben, Formen und Schärfegraden. Unreife Chilis sind grün. Sie färben sich im Lauf der Reifung zunächst gelb, dann orangerot und schließlich leuchtend rot. Für die Schärfe sind ätherische Öle, allen voran Capsaicin, verantwortlich. Capsaicin kommt vor allem in den Samen und weißen Trennwänden der Chilischoten vor. Es wirkt antioxidativ, entzündungshemmend, cholesterinsenkend und appetithemmend. Wer die Schärfe verträgt, sollte Trennwände und Samen also mitessen.

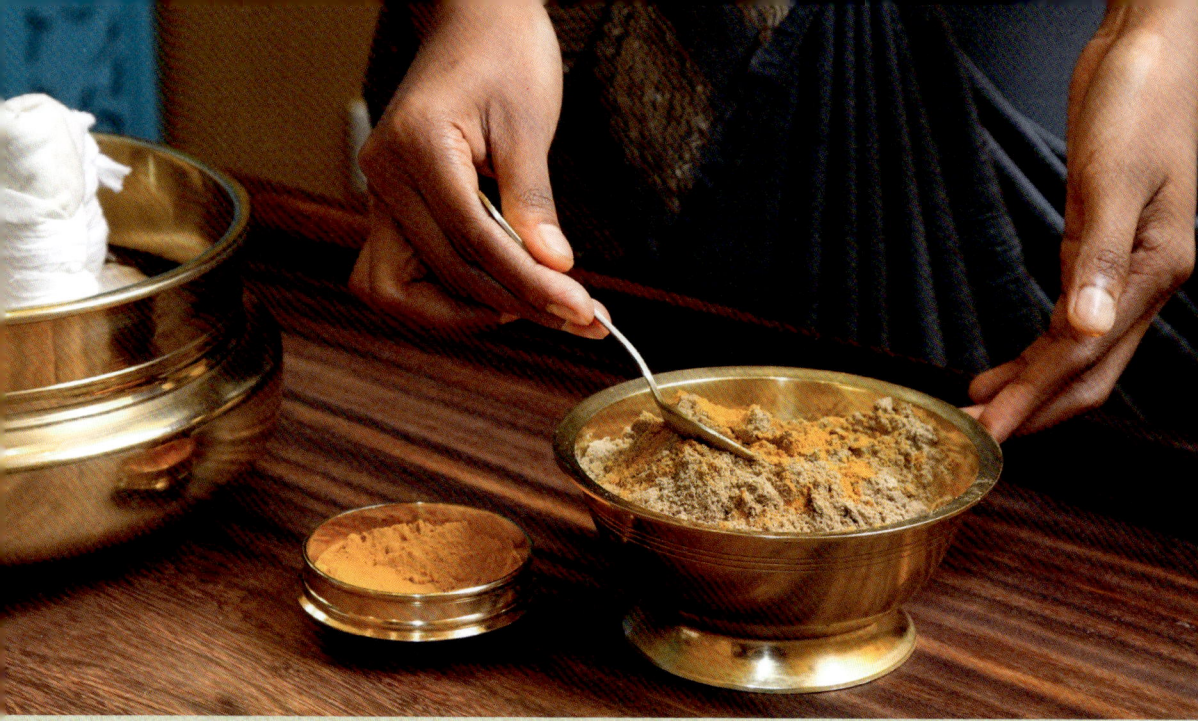

VORBEUGEN, LINDERN, HEILEN

In der traditionellen asiatischen Medizin ist das entzündungshemmende, antiinfektiöse und immunstimulierende Potenzial der Kurkuma seit Langem bekannt. Das Anwendungsgebiet der goldgelben Knolle erstreckt sich von Verdauungsbeschwerden, Lebererkrankungen, Gelenkbeschwerden, Erkrankungen der Atemwege, Augenerkrankungen, Menstruationsbeschwerden und Kopfschmerzen bis zur Behandlung von Wunden und Ausschlägen. Aus heutiger wissenschaftlicher Sicht sind die gesundheitsfördernden Effekte vor allem auf die bioaktiven sekundären Pflanzenstoffe, die Polyphenole ▸ **siehe Seite 17**, zurückzuführen. Diese im Kurkumarhizom enthaltenen Farbstoffe haben einen positiven Einfluss auf Herz-Kreislauf-Erkrankungen und chronische Entzündungen und können möglicherweise sogar vor Alzheimer und Krebs schützen.

In den meisten Studien werden allerdings nicht die frischen Kurkumaknollen oder das getrocknete Pulver verwendet, die wir üblicherweise für die Zubereitung von Speisen benutzen. In der Forschung kommen meist wässrige oder alkoholische Extrakte oder Öle zum Einsatz, die nur einen Teil der potenziell wirksamen Inhaltsstoffe enthalten. Bestimmte synergetische Effekte der Inhaltsstoffe kommen deshalb nicht zum Tragen. Ferner beruhen einige der wissenschaftlichen Erkenntnisse bisher ausschließlich auf Laborversuchen und Studien mit Tieren. Ob die vielversprechenden positiven Ergebnisse auf den Menschen übertragen werden können, ist im Einzelfall nachzuweisen. Auch wenn viele Fragen noch offen sind, fest steht, bei regelmäßigem Verzehr können wir von der Gesundheitswirkung der Kurkuma profitieren. Vor allem bei folgenden Beschwerden werden mit Kurkuma vorbeugend oder heilend positive Effekte erzielt:

Entzündungen

Viele Krankheiten entwickeln sich aus zunächst unbemerkten Entzündungen im Körper. Diese Entzündungsprozesse gehen oft einher mit der vermehrten Bildung von freien Radikalen. Stehen dann nicht ausreichend abwehrende Antioxidantien zur Verfügung, geraten die freien Radikale in die Überzahl und es kommt zu sogenanntem oxidativem Stress, der langfristig zum Entstehen von Krankheiten beitragen und den Alterungsprozess beschleunigen kann. Entzündungen und eine hohe Zahl an freien Radikalen sind beispielsweise entscheidende Faktoren bei der Entstehung von Alzheimer, Krebs, Arteriosklerose und Diabetes.

Als starker Radikalfänger und Entzündungshemmer kann Curcumin bei der Vorbeugung und Behandlung dieser Erkrankungen wirksam sein.

INFO

CURCUMIN WIRKT WIE CORTISON

Forscherinnen der Universität des Saarlandes haben nachgewiesen, dass Curcumin eine entzündungshemmende Wirkung hat. Mit Kollegen der Universitäten Frankfurt am Main und Perugia in Italien fanden sie heraus, dass Curcumin in seinem Wirkmechanismus dem Cortison ähnelt, ohne jedoch dessen unerwünschte Nebenwirkungen hervorzurufen. Wie Cortison vermehrt Curcumin die Bildung eines für das Immunsystem wichtigen Proteins, das bei Entzündungsprozessen abgebaut wird. Bei den Untersuchungen handelt es sich um Grundlagenforschung, die Basis für künftige Medikamentenentwicklung sein könnte.

Rheuma und Arthritis

Der Begriff Rheuma umfasst eine Reihe schmerzhafter Erkrankungen des Muskel-Skelett-Systems, die meist durch Entzündungen hervorgerufen werden. Darunter fällt der entzündliche Rheumatismus (rheumatoide Arthritis), eine chronische Gelenkentzündung. In einer Studie an Patienten mit rheumatoider Arthritis wurde nachgewiesen, dass Kurkuma Symptome wie Steifheit und Schmerzen reduzieren kann.

BEHANDLUNGSALTERNATIVE

Positive Effekte ließen sich auch bei Patienten mit Kniearthrose beobachten. Über einen Zeitraum von sechs Wochen erhielten Probanden täglich 1,5 Gramm Curcumin – Schmerzen und Funktionsfähigkeit des Knies verbesserten sich deutlich. Daraus folgern die Wissenschaftler, dass Curcumin eine effektive Alternative zu herkömmlichen Behandlungsmethoden sein kann.

> **» Mögen wir nur Nahrung zu uns nehmen, die uns ernährt und vor Krankheit schützt. «**
>
> THICH NHAT HANH, BUDDHISTISCHER MÖNCH UND SCHRIFTSTELLER AUS VIETNAM

Gut für die Verdauung

Verdauungsbeschwerden wie Bauchschmerzen oder Übelkeit kennt jeder. Curcumin leistet bei vielen Verdauungsproblemen wertvolle Unterstützung: So kann die Gelbwurz leichte Beschwerden wie Blähungen, Unwohlsein oder Völlegefühl nach dem Essen lindern. Denn die ätherischen Öle des Gewürzes wirken unter anderem beruhigend und krampflösend auf die Muskulatur von Magen und Darm.

Stimulanz für die Galle

Bereits in den 1950er-Jahren konnte in Studien gezeigt werden, dass die in Kurkuma enthaltenen Curcuminoide die Muskulatur der Gallenblase dazu anregen, mehr Gallensäure auszuschütten. Nahrungsfette können so leichter aufgespalten werden. Das hilft bei der Verdauung fettreicher Speisen. Curcumin wird deshalb zur Behandlung von Fettresorptionsstörungen und Verdauungsbeschwerden eingesetzt. Vorsicht im Umgang mit Kurkuma ist jedoch bei Erkrankungen der Galle geboten ▸ siehe Seite 25.

Anerkannte Wirkung

Die Weltgesundheitsorganisation (WHO) hat die Effektivität von Kurkuma anerkannt und bestätigt eine Wirkung bei der Behandlung von Verdauungsstörungen und Magenbeschwerden, Übelkeit, Appetitverlust, Entzündungen und Völlegefühl. Wer mit

Kurkuma oder Currypulver würzt, fördert also die Bekömmlichkeit des Essens und kann sich vorbeugend gegen Verdauungsbeschwerden schützen.

Chronische Darmerkrankungen

Forscher hoffen, dass Kurkuma aufgrund ihrer entzündungshemmenden Eigenschaften auch bei chronisch entzündlichen Darmerkrankungen wie Morbus Crohn und Colitis ulcerosa helfen kann. Bei Morbus Crohn ist der gesamte Verdauungstrakt von Entzündungen betroffen. Bei Colitis ulcerosa treten hingegen nur im Dickdarm Entzündungen auf. Im Jahr 2005 zeigte eine Pilotstudie bei jeweils fünf Patienten mit Morbus Crohn und Colitis ulcerosa nach der regelmäßigen Einnahme von Curcumin eine Verbesserung der Symptome. Auch die Entzündungswerte verbesserten sich. Da die Patienten wussten, dass sie Curcumin einnahmen, könnte allerdings ein Teil der Wirkung auf dem Placeboeffekt beruhen.

In weiteren Studien wurde untersucht, ob Curcumin bei Patienten mit ruhender Colitis ulcerosa einen Rückfall verhindern kann. Laborwerte und Darmspiegelungen zeigten, dass Curcumin auch in diesem Fall vielversprechende Auswirkungen hat. Und so wird auch in den Leitlinien der Deutschen Gesellschaft für Gastroenterologie, Verdauungs- und Stoffwechselkrankheiten eine Behandlung mit Curcumin bei Colitis ulcerosa zur Aufrechterhaltung der Ruhephase ergänzend zu entzündungshemmenden Medikamenten empfohlen.

WICHTIG

WER AUFPASSEN MUSS

Vorsicht angebracht ist bei Erkrankungen der Galle. Die Stimulierung der Gallenblase durch Curcumin könnte zu einer Verschlimmerung der Symptome führen. Bei Menschen mit Gallensteinen kann es beim Verzehr von Curcumin durch die vermehrte Produktion von Gallenflüssigkeit zu einer Kolik kommen.
Auch schwangere und stillende Frauen sollten Kurkuma sparsam verwenden.

Für diese Personengruppe gibt es zu wenig gesicherte Forschungsergebnisse, um negative Wirkungen ausschließen zu können. Wer einen empfindlichen Magen hat, sollte ebenfalls vorsichtig sein. Beginnen Sie mit einem halben Teelöffel Kurkuma täglich und steigern Sie die Dosis langsam. So kann sich Ihr Organismus an das Gewürz gewöhnen und es stellt sich langfristig Wohlbefinden ein.

Kurkuma als Immunbooster

Täglich kommen wir über unsere Nahrung, das Trinkwasser und die Luft in Kontakt mit Krankheitserregern. Zur Abwehr dieser Mikroorganismen ist unser Immunsystem die erste Verteidigungslinie.

Wird ein Mikroorganismus vom Immunsystem unseres Körpers als fremd erkannt, beginnt eine komplizierte Kette von Abläufen zur Aktivierung und Bildung von Immunzellen. Außerdem werden chemische Substanzen produziert, die die krank machenden Erreger ausschalten sollen.

TIPP

VORBEUGEN

Ein starkes Immunsystem ist der beste Schutz vor Krankheiten. Gerade wenn Sie sich gestresst fühlen oder merken, dass eine Krankheit im Anmarsch ist, sollten Sie Ihren Körper deshalb mit Kurkuma unterstützen. Probieren Sie doch einmal das Kurkumatonic von Seite 42 aus und trinken Sie ein Glas des säuerlich erfrischenden Kurkumadrinks morgens auf nüchternen Magen. So bringen Sie Ihren Stoffwechsel in Schwung und beugen Krankheiten wie zum Beispiel Erkältungen wirkungsvoll vor.

Schutz vor veränderten Zellen

Darüber hinaus hat das Immunsystem aber auch die Aufgabe, körpereigene Zellen zu erkennen, die sich verändert haben. Dieser Prozess schützt uns davor, dass Krebszellen überhandnehmen. Solche Zellen entstehen kontinuierlich, führen aber erst zu Erkrankungen, wenn sie durch das Immunsystem nicht mehr in Schach gehalten werden können und sich unkontrolliert vermehren.

Immunsystem stärken

Kurkuma gilt als die Immunwaffe schlechthin, denn der Wirkstoff Curcumin wirkt immunmodulierend. Das heißt, mit Kurkuma können wir die körpereigene Abwehrkraft verbessern und stärken.

Curcumin erhöht unter anderem die Aktivität der T-Lymphozyten (kurz T-Zellen genannt). Sie sind eine Gruppe von weißen Blutkörperchen, die der Immunabwehr dienen und bei der Krankheitsbekämpfung unerlässlich sind. Ferner unterstützt Kurkuma den Körper bei der Bildung von B-Lymphozyten (kurz B-Zellen), die ebenfalls zu den weißen Blutkörperchen gehören und als einzige Zellen in der Lage sind, Antikörper zu bilden. Curcumin regt darüber hinaus die Bildung von Makrophagen an. Diese sogenannten Fresszellen erkennen Viren und Bakterien und bauen sie ab. Ferner unterstützt Curcumin natürliche Killerzellen des Körpers, die fähig sind, bereits erkrankte Zellen zu identifizieren und zu zerstören.

GESUND VON KOPF BIS FUSS

Kurkuma wirkt sich auf viele Funktionen unseres Körpers positiv aus und kann bei zahlreichen Beschwerden und Krankheiten helfen. Hier ein Überblick. Kurkuma ...

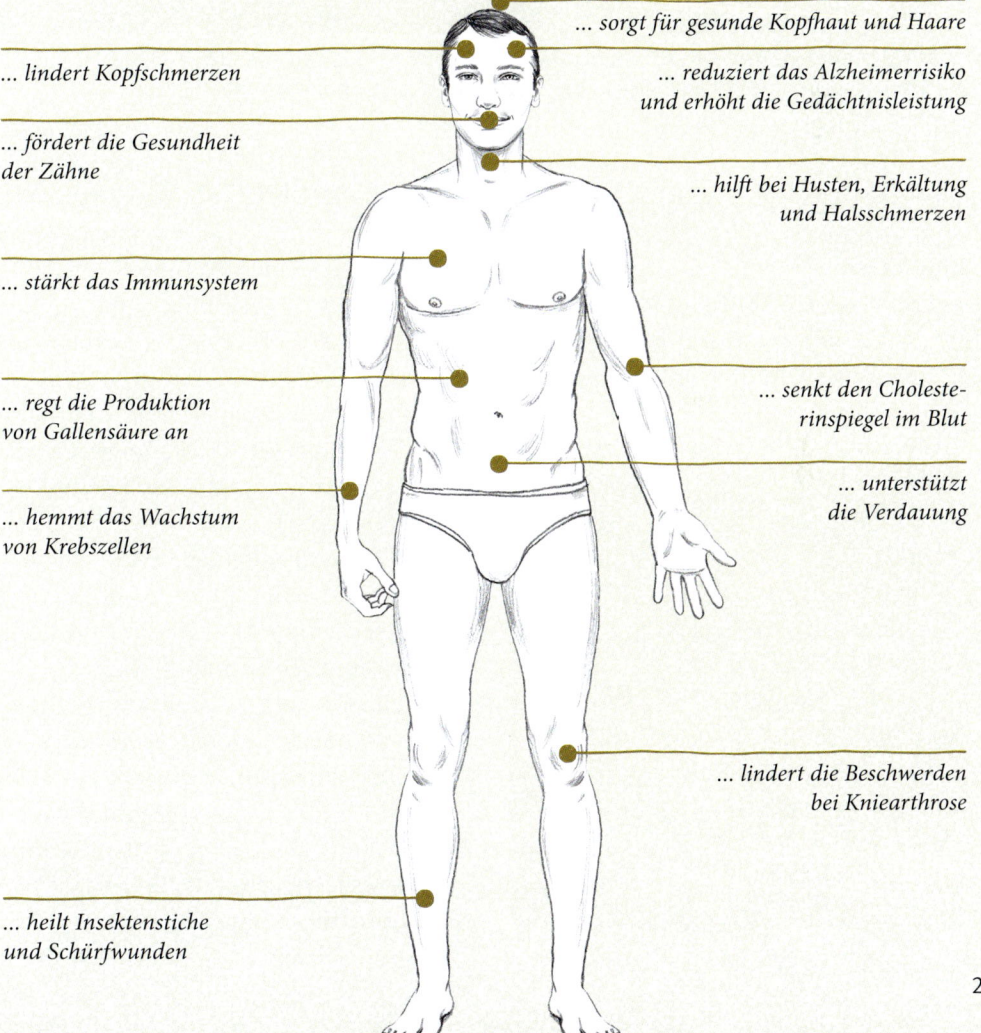

... sorgt für gesunde Kopfhaut und Haare

... lindert Kopfschmerzen

... reduziert das Alzheimerrisiko und erhöht die Gedächtnisleistung

... fördert die Gesundheit der Zähne

... hilft bei Husten, Erkältung und Halsschmerzen

... stärkt das Immunsystem

... regt die Produktion von Gallensäure an

... senkt den Cholesterinspiegel im Blut

... unterstützt die Verdauung

... hemmt das Wachstum von Krebszellen

... lindert die Beschwerden bei Kniearthrose

... heilt Insektenstiche und Schürfwunden

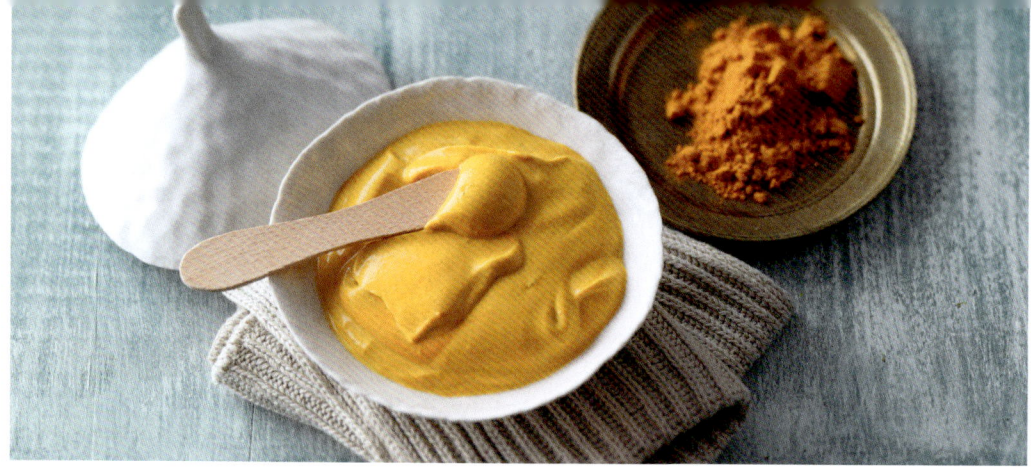

Sanfte Pflege fürs Gesicht – eine Kurkuma-Maske können Sie schnell und unkompliziert selbst anrühren. Vorteil der Homemade-Kosmetik: Sie bestimmen die genauen Inhaltsstoffe.

Kurkuma für die Schönheit

In Indien dient Kurkuma auch zur Pflege von Haut, Haaren, Zähnen und Nägeln. Denn die Knolle ist antibakteriell und wirkt abschwellend sowie durchblutungsfördernd.

WICHTIG

GELBER SCHIMMER
Beachten Sie bitte, dass nach einer Kurkuma-Maske auf der Haut ein leichter gelber Schimmer zurückbleiben kann. Dieser verschwindet erst nach mehrmaligem Waschen wieder. Vorsicht ist auch bei der Zubereitung der Maske geboten, denn Kurkuma hinterlässt Flecken auf Handtüchern, Waschbecken und Gefäßen.

Anti-Aging-Effekt

Für einen geschmeidigen Teint und glänzende Haare kann Kurkuma äußerlich angewandt werden:
Eine pflegende Gesichtsmaske bekommen Sie, wenn Sie einen Teelöffel gemahlene Kurkuma, einen Teelöffel Honig und einen Teelöffel Joghurt verrühren. Tragen Sie die Maske auf das Gesicht auf und lassen Sie sie 10–15 Minuten einwirken. Dann mit kaltem Wasser abwaschen und das Gesicht vorsichtig trocken tupfen.
In Indien wird traditionell auch eine Maske aus Ghee und gemahlener Kurkuma, gemischt im Verhältnis 1:1, aufgetragen, die für ein strahlendes Aussehen sorgen soll. Kurkuma hilft auch dabei, bereits geschädigte Haut zu reparieren. Das zellschützende Antioxidans Curcumin bindet freie Radikale und verzögert so das Auftreten von vorzeitigen Alterserscheinungen.

Natürliches Haarfärbemittel

Auch die Haare können mit Gelbwurz ge-
pflegt werden. Dazu mischen Sie je nach
Haarlänge etwa zwei Esslöffel Olivenöl mit
einem halben Teelöffel Kurkumapulver, tragen die Kur auf die Kopfhaut auf und lassen
sie 15 Minuten einwirken. Dann die Haare
mit Shampoo waschen. Die Kur liefert der
Kopfhaut und den Haaren wertvolle Nähr-
stoffe und fördert die Durchblutung. Auf
den Haaren bleibt ein gelbgoldener Schimmer zurück, der mehrere Wäschen hält.

Gesunde Zähne

Kurkuma kann aufgrund seiner antibakteri-
ellen und entzündungshemmenden Eigenschaften auch zur Zahnpflege verwendet
werden. Für eine Kurkuma-Zahnpasta mischen Sie einen Esslöffel Kokosöl mit einem
halben Teelöffel gemahlener Kurkuma. Verwenden Sie die Zahnpasta einmal wöchent-
lich. Wer ein Zahnimplantat oder Kronen
hat, sollte allerdings auf diese natürliche
Zahnpflege verzichten, da die Farbstoffe den
Kunststoff verfärben. Zu beachten ist auch,
dass Kurkuma Spuren auf Zahnbürsten und
-bechern hinterlässt.

Traditionelle Anwendung

Bei hinduistischen Hochzeiten ist es üblich,
dass die Braut sich in der Vorbereitung mit
einer Mischung aus Kurkuma und Kicher-
erbsenmehl einreibt. Das wirkt wie ein Pee-
ling und macht die Haut zart und strahlend.

Neugeborenen wird Kurkuma auf die Stirn
gerieben, das soll Glück bringen.

Auch beim traditionellen Holi-Festival, dem
Frühlingsfest der Inder, wird Kurkuma neben anderen Pflanzenfarben verwendet. Bei
diesem »Festival der Farben« bemalen und
bewerfen sich die Menschen gegenseitig mit
bunten pulverisierten Farben. So wird der
Sieg des Guten über das Böse gefeiert und
das Kastensystem verliert vorübergehend
seine Bedeutung.

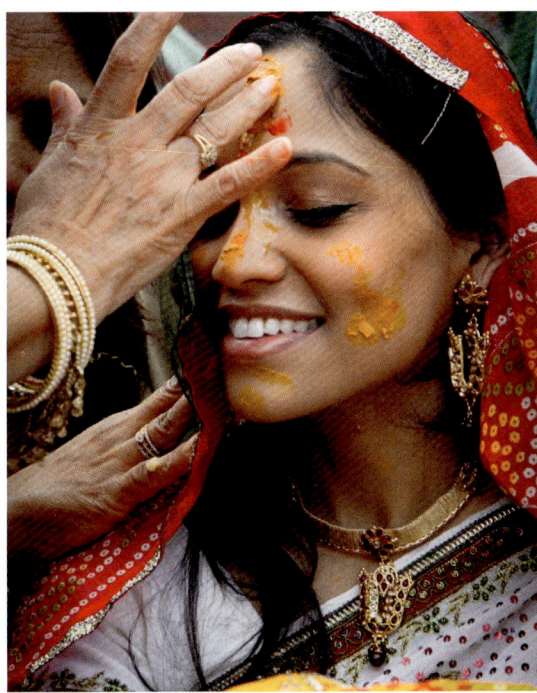

**Glück und Schönheit – eine indische Braut wird
behutsam mit Kurkuma eingerieben.**

29

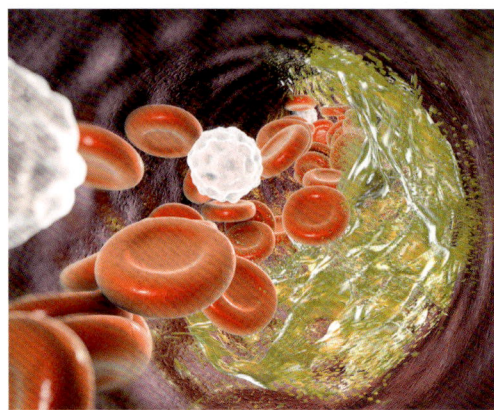
Antioxidantien wie Curcumin schützen unsere Blutgefäße vor gefährlichen Ablagerungen.

Erste Hilfe bei Wunden

Bei Schnittwunden, Verbrennungen und Insektenstichen können Sie Kurkumapulver oder -paste ▸ siehe Seite 40 auf die betroffenen Stellen auftragen. So werden die Wunden desinfiziert und der Heilungsprozess wird beschleunigt.

Bei entzündlichen Hauterkrankungen wie Psoriasis (Schuppenflechte) zeigte die Behandlung mit Kurkuma hingegen kaum Erfolg. In Studien trat lediglich bei zwei von zwölf Patienten eine Verbesserung ein.

Herzerkrankungen

Das Herz eines Erwachsenen schlägt rund 60-mal pro Minute. Damit der Herzmuskel bis ins hohe Alter Leistung bringen kann, benötigt er eine ausgewogene Versorgung mit Nährstoffen. Ungünstige Ernährungsgewohnheiten und Bewegungsmangel schädigen das Herz und können zu Herz-Kreislauf-Erkrankungen führen.

Ursache dafür ist die Arteriosklerose, eine langsam fortschreitende Erkrankung der Arterien. Dabei kommt es zu einer zunehmenden Verengung der Arterien durch Ablagerungen oder entzündliche Prozesse an den Gefäßinnenwänden. Gravierende Folgen können Herzinfarkt und Schlaganfall sein. Auch oxidativer Stress ▸ siehe Seite 23, der mit einem erhöhten Aufkommen an freien Radikalen einhergeht, kann Arteriosklerose mit hervorrufen. Antioxidantien wie Curcumin schützen vor freien Radikalen und sind deshalb wichtig bei der Prävention von Herzerkrankungen.

Jungbrunnen für die Blutgefäße

Frauen haben nach der Menopause nachweislich ein erhöhtes Risiko für gefäßbedingte Herz-Kreislauf-Erkrankungen. Japanische Forscher haben die Effekte von Curcumin auf die Blutgefäße von Frauen nach der Menopause untersucht. Die Studie der University of Tsukuba ergab, dass die Einnahme von täglich 150 Milligramm Curcumin die Elastizität der Blutgefäße erhöht und bei diesen Frauen genauso effektiv für die Gefäßgesundheit ist wie eine Stunde Sport. Ideal ist der Studie zufolge die Kombination von Sport und Curcumin.

Vorbeugen gegen Herzinfarkt

Eine weitere Ursache für Herz-Kreislauf-Erkrankungen sind überhöhte Cholesterin-werte. Dabei geht es vor allem um das unge-sunde LDL-Cholesterin, das die Blutgefäße schädigt und die Entstehung einer Arterio-sklerose fördert.

Tierversuche haben gezeigt, dass Curcumin sich positiv auf die Cholesterinwerte aus-wirkt und somit Gefäßkrankheiten vorbeu-gen kann. Durch eine Curcumingabe konnte der LDL-Cholesterinwert der Tiere gesenkt und der Wert des nützlichen HDL-Choles-terins erhöht werden. In Humanstudien gibt es zu diesem Themenbereich allerdings noch keine gesicherten Ergebnisse.

Krebs

Die entzündungshemmenden und anti-oxidativen Eigenschaften von Curcumin werden auch für seine krebshemmende Wir-kung verantwortlich gemacht. Denn die Entstehung von Krebszellen ist eng mit Ent-zündungsprozessen und einem Überschuss an freien Radikalen verknüpft ▸ siehe Sei-te 23. Curcumin als starkes Antioxidans und Radikalfänger schwächt die schädigende Wirkung freier Radikale ab.

Aus Laborversuchen wissen Wissenschaftler, dass Curcumin das Wachstum isoliert ge-züchteter Krebszellen hemmen kann. Auch bei Studien mit Mäusen wurde eine krebs-hemmende Wirkung beobachtet.

Metastasenbildung

Ein Forscherteam der Münchner Ludwig-Maximilians-Universität konnte in Tierver-suchen nachweisen, dass Curcumin nicht nur entzündliche Prozesse hemmt, sondern auch der Bildung von Metastasen vorbeugen kann. Die Wissenschaftler untersuchten eine mögliche Wirkung von Kurkuma auf Metas-tasen eines Prostatakarzinoms. Ergebnis: Bei Zufuhr von Curcumin bildeten sich weniger Metastasen. Für die Forscher ist es folglich denkbar, dass die präventive Einnahme von Curcumin auch bei Menschen die Bildung und Ausbreitung von Metastasen bei Prosta-takrebs verhindern oder zumindest eindäm-men kann. Bereits in früheren Tierstudien hatten sie nachgewiesen, dass Curcumin die Metastasenbildung bei fortgeschrittenem Brustkrebs hemmt.

Bauchspeicheldrüsen- und Darmkrebs

Auch bei 19 von 25 Patienten mit fortge-schrittenem Bauchspeicheldrüsenkrebs führte die Gabe von acht Gramm Curcumin pro Tag zu einer Abnahme der Entzün-dungswerte. Bei zwei Patienten beobachte-ten die Mediziner zudem eine deutliche Besserung der Symptome. Bei einem Krebs-patienten stagnierte das Wachstum des Tu-mors für mehrere Monate, bei einem ande-ren kam es sogar zur Rückentwicklung des Tumors. Bei 5 von 15 Patienten mit fortge-schrittenem Darmkrebs führte der tägliche

Konsum von 2,2 Gramm Kurkumaextrakt (180 Milligramm Curcumin) zu einem vorübergehenden Stillstand des Tumorwachstums. Noch handelt es sich dabei um Einzelbeobachtungen. Vergleichende Studien mit Teilnehmern, die kein Curcumin erhalten haben, stehen noch aus. Es ist aber davon auszugehen, dass Kurkuma in der Krebsvorbeugung und hinsichtlich der Verhinderung von Metastasen bei häufig auftretenden Krebsarten erhebliches Potenzial hat.

Diabetes

Auch bei Stoffwechselerkrankungen wie Diabetes wird Curcumin erfolgreich eingesetzt. Bei Diabetes handelt es sich um Störungen des Stoffwechsels, bei denen eine Überzuckerung des Blutes (Hyperglykämie) auftritt. Die Ursache ist entweder Insulinmangel oder Insulinunempfindlichkeit.

Typ 1 / Typ 2

Ist Insulinmangel die Ursache, so spricht man von Typ-1-Diabetes. Handelt es sich dagegen um eine Unempfindlichkeit, so spricht man von Typ-2-Diabetes, der auch unter dem Begriff »Altersdiabetes« bekannt ist. Während früher in der Regel tatsächlich nur alte Menschen an dieser Form des Diabetes erkrankten, sind heutzutage auch immer mehr Kinder und junge Menschen davon betroffen. Als Hauptursachen gelten Übergewicht und Bewegungsmangel.

Blutzuckerspiegel regulieren

Bei einem erhöhten Blutzuckerspiegel steigt die Gefahr, einen Herzinfarkt oder Schlaganfall zu erleiden. Ein zu hoher Blutzuckerspiegel sollte deshalb unbedingt vermieden werden. In einigen Humanstudien konnte eine günstige Wirkung von Kurkuma auf den Blutzuckerspiegel aufgezeigt werden. In einer Studie wurde Prädiabetikern über einen Zeitraum von neun Monaten täglich 1,5 Gramm Curcumin verabreicht. Bei Prädiabetes (Typ-2-Diabetes-Vorstadium) handelt es sich um eine Insulinresistenz, die unter Umständen in Diabetes münden kann. In der Studie konnte eine deutliche Verbesserung der Betazellfunktion festgestellt werden. Betazellen befinden sich in der Bauchspeicheldrüse des Menschen und spielen eine zentrale Rolle bei der Regulation des Blutzuckerspiegels, da sie für die Produktion von Insulin zuständig sind. Es liegt also die Schlussfolgerung nahe, dass Curcumin Risikogruppen davor bewahren kann, Diabetes Typ 2 zu entwickeln.

In einer weiteren Studie führte bereits der tägliche Konsum von 0,3 Gramm Curcumin bei Versuchsteilnehmern mit Typ-2-Diabetes im Vergleich zur Kontrollgruppe zu einer deutlichen Verringerung der Blutzuckerkonzentration. Es zeigten sich allerdings nicht bei allen vorliegenden Studien positive Effekte, daher sind weitere Untersuchungen notwendig, um klare Empfehlungen aussprechen zu können.

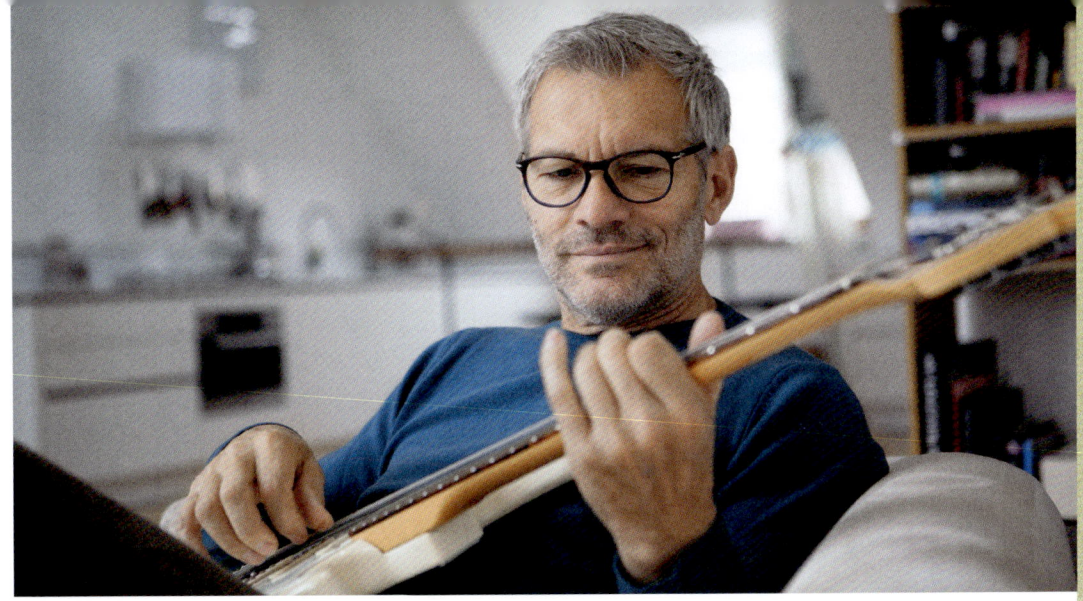

Curcumin trägt zur Energieversorgung der Gehirnzellen bei. So hilft der goldgelbe Pflanzenstoff uns bei regelmäßiger Einnahme, auch im Alter gesund und geistig aktiv zu bleiben.

Alzheimer

Auch im Bereich von altersabhängigen sogenannten neurodegenerativen Erkrankungen erhofft sich die Forschung Erfolge durch die Gabe von Curcumin.

Neurodegenerative Erkrankungen, wie die Nervenkrankheit Alzheimer, gehen mit einem Absterben von Nervenzellen einher. Wissenschaftler der Goethe-Universität Frankfurt konnten jedoch zeigen, dass Curcumin die Funktion der Mitochondrien in Nervenzellen verbessern kann.

Mitochondrien sind die Kraftwerke der Zellen. Mit dem Alter nimmt ihre Leistung allerdings ab, was die Entstehung von Demenzerkrankungen fördern kann.

Kurkuma schützt das Gehirn

Curcumin kann als einer von wenigen Stoffen die sogenannte Blut-Hirn-Schranke überwinden. Das heißt, es kann aus dem Blutkreislauf direkt ins Gehirn gelangen. Dort sorgt es dann unter anderem dafür, dass der altersbedingte Funktionsverlust der Mitochondrien in den Gehirnzellen gehemmt wird und die Gehirnzellen weiter mit Energie versorgt werden. Curcumin kann so möglicherweise dazu beitragen, dass unser Gehirn bis ins hohe Alter leistungsfähig bleibt.

Verwenden Sie die goldgelbe Knolle also regelmäßig in Ihren Speisen und Getränken, damit Sie gar nicht erst anfangen, Kleinigkeiten zu vergessen.

Das Arbeitsgedächtnis optimieren

Wissenschaftler der Monash University im australischen Melbourne haben einer Gruppe von Testpersonen, die mindestens 60 Jahre alt waren und eine frühe Form von Diabetes hatten, täglich ein Gramm Kurkuma zum Frühstück verordnet.

Tests vor dem Frühstück und einige Stunden nach der Mahlzeit zeigten, dass sich die Gedächtnisleistung der Probanden stark verbessert hat. Den Forschern zufolge reicht demnach nur ein Gramm Kurkuma aus, um unser Arbeitsgedächtnis für bis zu sechs Stunden deutlich zu optimieren.

INFO

ANTIOXIDANTIEN FÜR DIE GEHIRNZELLEN

Neuesten Schätzungen nach besteht unser Gehirn aus etwa 86 Milliarden Nervenzellen. Oxidativer Stress ▸ siehe Seite 23 wirkt sich generell auf alle Zellen des Körpers negativ aus. Da der Sauerstoffumsatz in den Nervenzellen jedoch besonders hoch ist, entstehen hier auch mehr freie Radikale als in anderen Körpergeweben und die Nervenzellen sind somit besonders angriffsgefährdet. Vorbeugen lässt sich mit reichlich Antioxidantienpower aus dem Kurkumarhizom.

Das Arbeitsgedächtnis ist verantwortlich für Planung, Problemlösungsprozesse und Beurteilung. Der Verlust solcher Fähigkeiten würde auf lange Sicht auch den Verlust der Persönlichkeit bedeuten.

Seit einigen Jahren ist auch bekannt, dass zwischen Diabetes und Alzheimer ein Zusammenhang besteht. Eine vorbeugende Behandlung gegen Alzheimer ist bei Diabetikern deshalb besonders wichtig. Kurkuma könnte eine entscheidende Rolle bei der Prophylaxe beider Krankheiten spielen.

Depressionen

Auch als natürliches Mittel gegen Depressionen ist Kurkuma im Gespräch. Es wird gemutmaßt, dass Kurkuma die Verfügbarkeit des Stimmungsbotenstoffes Serotonin im Gehirn verbessern und so den Verlauf einer Depression beeinflussen kann. Dazu gibt es bereits vielversprechende Tierstudien. Die Ergebnisse können allerdings noch nicht auf den Menschen übertragen werden. Die bisher klinisch durchgeführten Studien am Menschen weisen Schwachstellen wie zu kleine Stichproben oder zu kurze Dauer auf. Eine stimmungsaufhellende Wirkung von Kurkuma kann deshalb zwar vermutet werden, gesichert ist sie nicht.

Optisch sorgt die goldgelbe Farbe der Kurkuma aber allemal für gute Laune und kann so sicher auch leichte Stimmungsschwankungen ausgleichen.

OFT GEFRAGT

Welche Nebenwirkungen hat Kurkuma?

Kurkuma ist in Dosierungen bis zu acht Gramm pro Tag unbedenklich. Bei höheren Dosen können Magenbeschwerden, Übelkeit, Erbrechen oder Durchfall auftreten. Wer einen empfindlichen Magen hat, sollte mit einer geringen Dosierung beginnen und sich langsam an Kurkuma gewöhnen.

Soll ich die frische Knolle oder das getrocknete Pulver verwenden?

Wenn Sie Kurkuma neu für sich entdeckt haben, beginnen Sie am besten mit dem milderen Kurkumapulver. Im Vergleich zur frischen Knolle, die einen leicht bitteren Geschmack und eine adstringierende Wirkung hat, können Sie das Pulver auch leichter dosieren. Die Verwendung des Rhizoms ist vergleichbar mit dem Ingwerrhizom. Verwenden Sie Pulver und frische Knolle am besten in Bioqualität, um von den heilsamen Inhaltsstoffen voll zu profitieren.

Was bedeutet Bioverfügbarkeit?

Curcumin wird nur in geringem Maß über den Darm aufgenommen und rasch über die Leber wieder ausgeschieden. Damit hat es eine geringe Bioverfügbarkeit. Sie können die Bioverfügbarkeit aber steigern, indem Sie Kurkuma mit schwarzem Pfeffer ▸ siehe Seite 19 kombinieren.

Soll ich Präparate verwenden?

Kurkumaextrakt ist zur Prävention auch als Nahrungsergänzungsmittel, beispielsweise in Kapselform, erhältlich. Achten Sie darauf, dass Sie ein natürliches, qualitativ hochwertiges Produkt mit gut bioverfügbarem Curcumin, etwa in Kombination mit Piperin, zu sich nehmen. Wird Curcumin in höheren Dosen verwendet, denken Sie auch an mögliche Nebenwirkungen wie Magenbeschwerden. Ein therapeutischer Einsatz sollte immer unter ärztlicher Aufsicht stattfinden.

Für wen ist Kurkuma nicht geeignet?

Schwangere, Stillende und Menschen, die Gallensteine haben, sollten auf Gelbwurz verzichten. Für Schwangere und Stillende gibt es zu wenige gesicherte Forschungsergebnisse. Bei Patienten mit Gallensteinen könnte es zu einer Verschlimmerung der Symptome kommen.

Welche Dosis soll ich zu mir nehmen?

Setzen Sie zunächst auf die vorbeugende Wirkung der Kurkuma und verwenden Sie täglich einen Teelöffel des heilsamen Gewürzes. Sie können Kurkuma ganz unkompliziert in viele Gerichte oder Getränke einrühren. Für eine therapeutische Wirkung ist es sinnvoll, auf Curcumin in hoch dosierter Form zurückzugreifen.

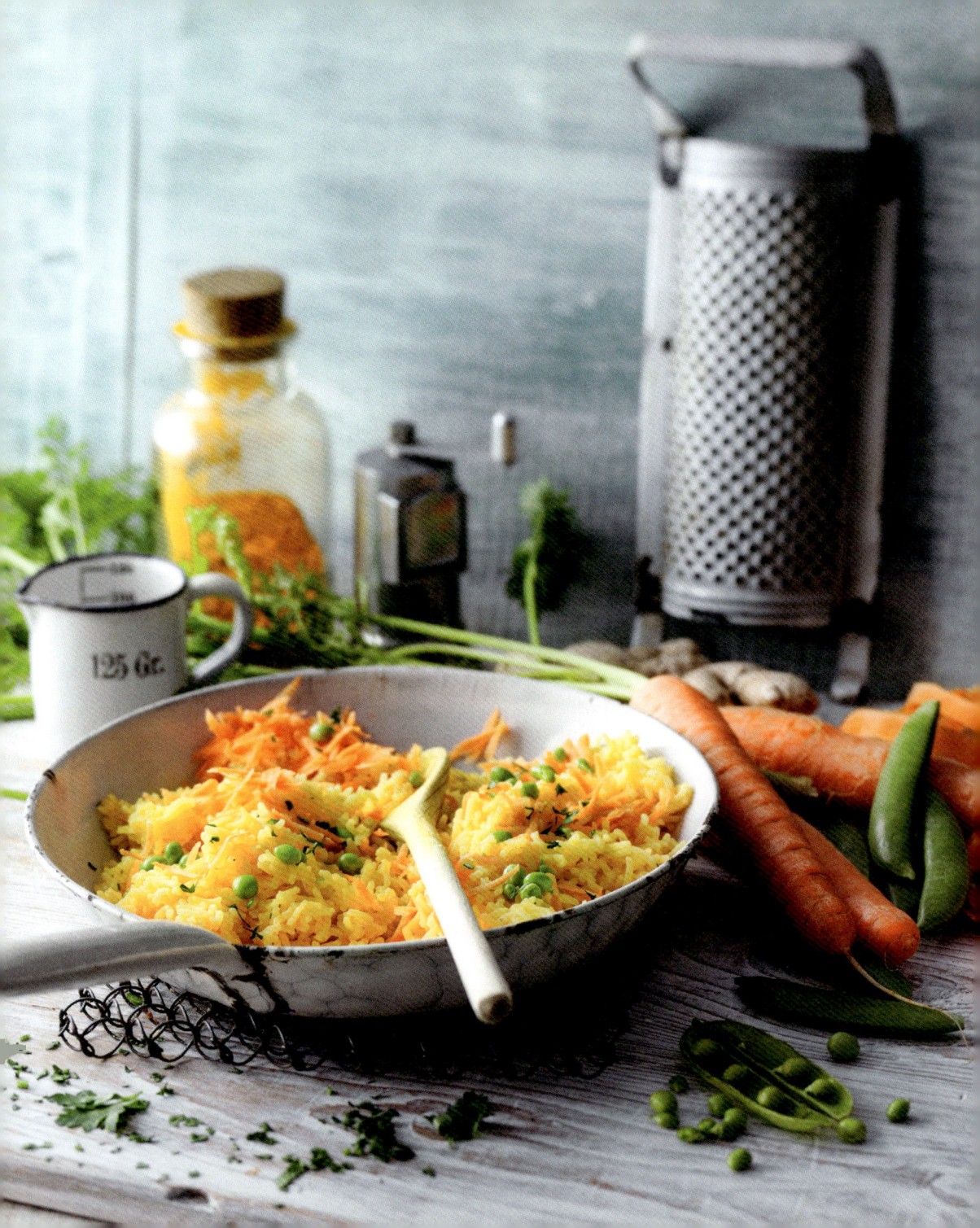

KÖSTLICHE KURKUMA-KÜCHE

KURKUMA FÄRBT SPEISEN SATTGELB UND VERFEINERT
SOWOHL SÜSSE ALS AUCH PIKANTE GERICHTE MIT IHREM
CHARAKTERISTISCHEN WÜRZIGEN GESCHMACK.
DIE KNOLLE IST EINE RAFFINIERTE UND GESUNDE BEREI-
CHERUNG FÜR JEDE KÜCHE. LASSEN SIE SICH INSPIRIEREN.

Flüssiges Gold 38

Wärmendes Gold 50

Süßes Gold 76

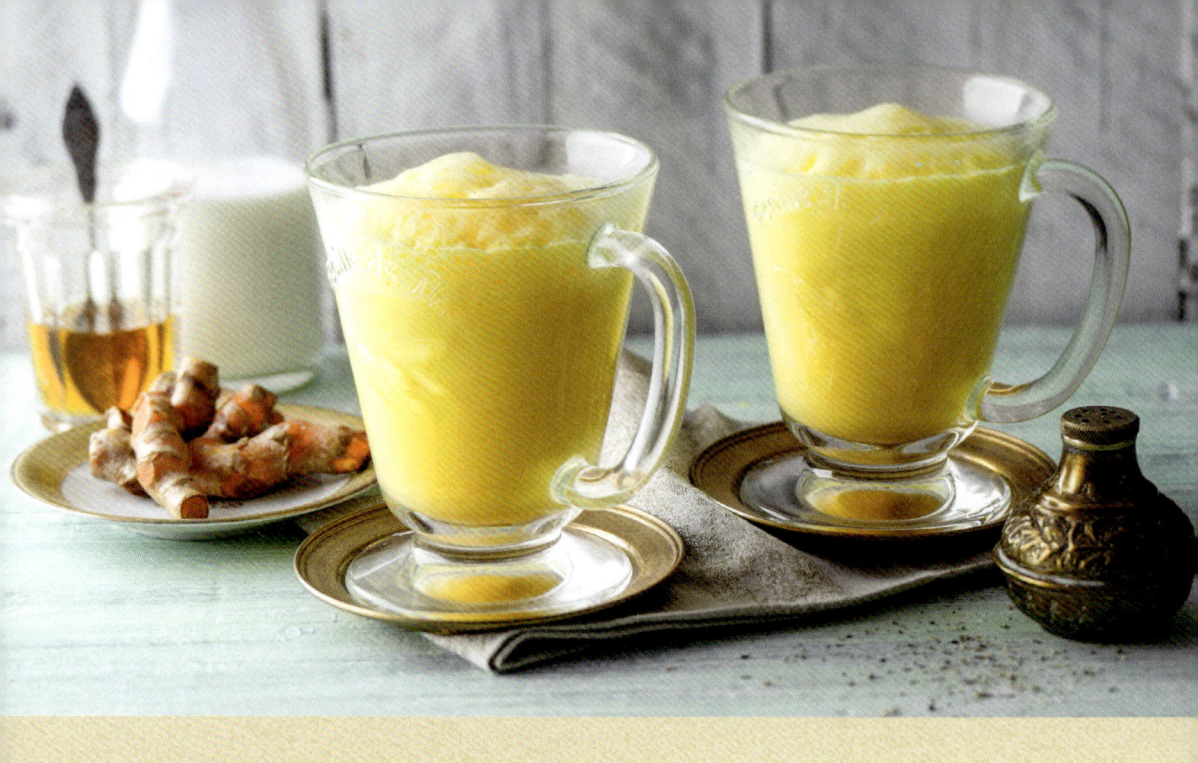

FLÜSSIGES GOLD

Smoothies, Shakes, Milch, Pflanzendrinks und Tees mit Kurkuma bringen nicht nur Farbe in unseren Alltag, sondern versorgen uns auch mit gesunden Inhaltsstoffen. So stärkt beispielsweise ein Kurkumatee mit Ingwer und Zitrone das Immunsystem, wärmt von innen und beugt Erkältungen vor. An heißen Sommertagen spendet ein Kokos-Bananen-Ice-Shake mit Kurkuma erfrischende Abkühlung und das Tonic von Seite 42 ist ein echter Detox-Powerdrink für den Stoffwechsel. Sie sehen, es ist leicht, Kurkuma in die tägliche Ernährung zu integrieren. Auch bei Getränken sorgt die gesunde Gewürzknolle für Abwechslung auf dem Tisch. Lassen Sie sich von den folgenden Rezepten inspirieren. Die sonnengelbe Farbe der Kurkumadrinks zaubert Ihnen schon morgens ein Lächeln ins Gesicht und Sie starten gesund und fit in den Tag.

Glücklichmacher

HEISSE KURKUMA-SCHOKOLADE

800 ml Milch (ersatzweise Pflanzendrink) |
160 g Zartbitter-Schokolade (85 % Kakaoanteil) | 2 TL Kurkumapaste ▸ **siehe Seite 40** |
1 EL Kokosöl (ersatzweise Ghee) | 1 Prise Pfeffer | ¼ TL gemahlene Vanille | 3–4 EL Honig
(ersatzweise Agavendicksaft) | 100 g Sahne
(ersatzweise vegane Sahne)
Außerdem: gemahlene Kurkuma

Für 4 Personen (ca. 1 l) | 25 Min. Zubereitung
Pro Portion ca. 500 kcal, 12 g E, 36 g F,
32 g KH

1 Milch in einem Topf erhitzen. Schokolade
grob hacken, zugeben und unter Rühren
schmelzen lassen. Kurkumapaste und Kokosöl
dazugeben und alles gut verrühren. Mit Pfeffer,
Vanille und Honig abschmecken.
2 Sahne steif schlagen. Heiße Schokolade auf
vier Becher oder hitzebeständige Gläser verteilen. Mit einem Sahnehäubchen krönen und mit
gemahlener Kurkuma bestäubt servieren.

SOMMERVARIANTE

Für ein erfrischendes Sommergetränk bereiten Sie die Kurkumaschokolade zunächst
wie im ersten Schritt des Rezepts beschrieben zu. Lassen Sie die Schokomilch dann
abkühlen und servieren Sie sie mit reichlich
Eiswürfeln und einem Sahnehäubchen.

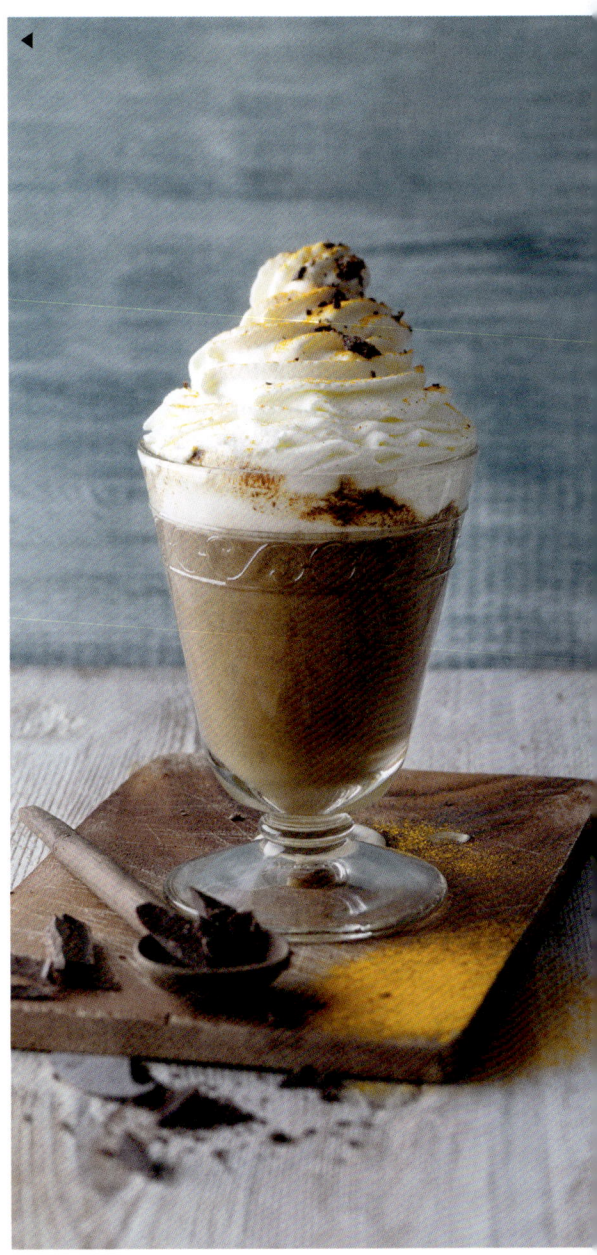

GOLDENE MILCH

Goldene Milch, auch als Kurkuma-Latte bekannt, ist längst kein Geheimtipp mehr. Sie können das sonnengelbe Elixier unkompliziert selbst zubereiten und in immer neuen Varianten genießen.

Ihren Ursprung hat die Goldene Milch in Asien. In Indien hat sie als *haldi doodh* – Hindi für Kurkumamilch – Tradition und gilt als wirkungsvolles Therapeutikum bei Husten und Erkältungen. Kindern, Schwangeren und Stillenden wird sie zur Kräftigung gegeben. Traditionell wird Goldene Milch mit Kuhmilch zubereitet, denn im Ayurveda zählt Kuhmilch zu den wertvollsten Nahrungsmitteln und wird zur körperlichen und geistigen Stärkung eingesetzt.

Wählen Sie unbehandelte Vorzugsmilch oder nicht homogenisierte Biomilch. Bei Vorzugsmilch handelt es sich um naturbelassene Rohmilch, die weder erhitzt noch homogenisiert wird. Nach Belieben können Sie die Milch auch im Verhältnis 2:1 mit Wasser mischen. So hat sie weniger Kalorien und ist leichter bekömmlich.

KURKUMAPASTE

Für die Zubereitung der Goldenen Milch sollten Sie zunächst eine Kurkumapaste herstellen, die auch in vielen anderen Rezepten dieses Buches Verwendung findet:

Kochen Sie für etwa 60 Gramm Paste 20 Gramm gemahlene Kurkuma mit 100 Milliliter Wasser in einem Topf unter Rühren ein, bis eine zähflüssige Masse entsteht. Die Paste hält sich im Kühlschrank bis zu zwei Wochen. Sie passt nicht nur in viele Gerichte, sie ist auch ein wirkungsvolles Erste-Hilfe-Mittel bei Verbrennungen, Insektenstichen, Kratzern und Schürfwunden.

GRUNDREZEPT GOLDENE MILCH

Für vier Tassen Goldene Milch verquirlen Sie in einem Topf 800 Milliliter Milch, vier Teelöffel Kurkumapaste, eine Prise Pfeffer und vier Teelöffel Kokosöl. Dann erwärmen Sie das Ganze und lassen es bei mittlerer Hitze vier Minuten köcheln. Nun können Sie die Milch nach Belieben mit Honig süßen und aufschäumen.

Sollten Sie einmal keine Kurkumapaste zur Hand haben, verwenden Sie stattdessen 20 Gramm gemahlene Kurkuma oder ein vier Zentimeter langes Stück Kurkuma, das Sie raspeln. Genießen Sie Ihre gesunde Goldene Milch heiß.

GOLDENE-MILCH-VARIATIONEN

Variieren Sie Ihre Goldene Milch mit verschiedenen Gewürzen und probieren Sie auch einmal eine vegane Variante aus. Zusätzlich oder alternativ zu den im Grundrezept verwendeten Zutaten passt Folgendes gut in die Kurkuma-Latte:

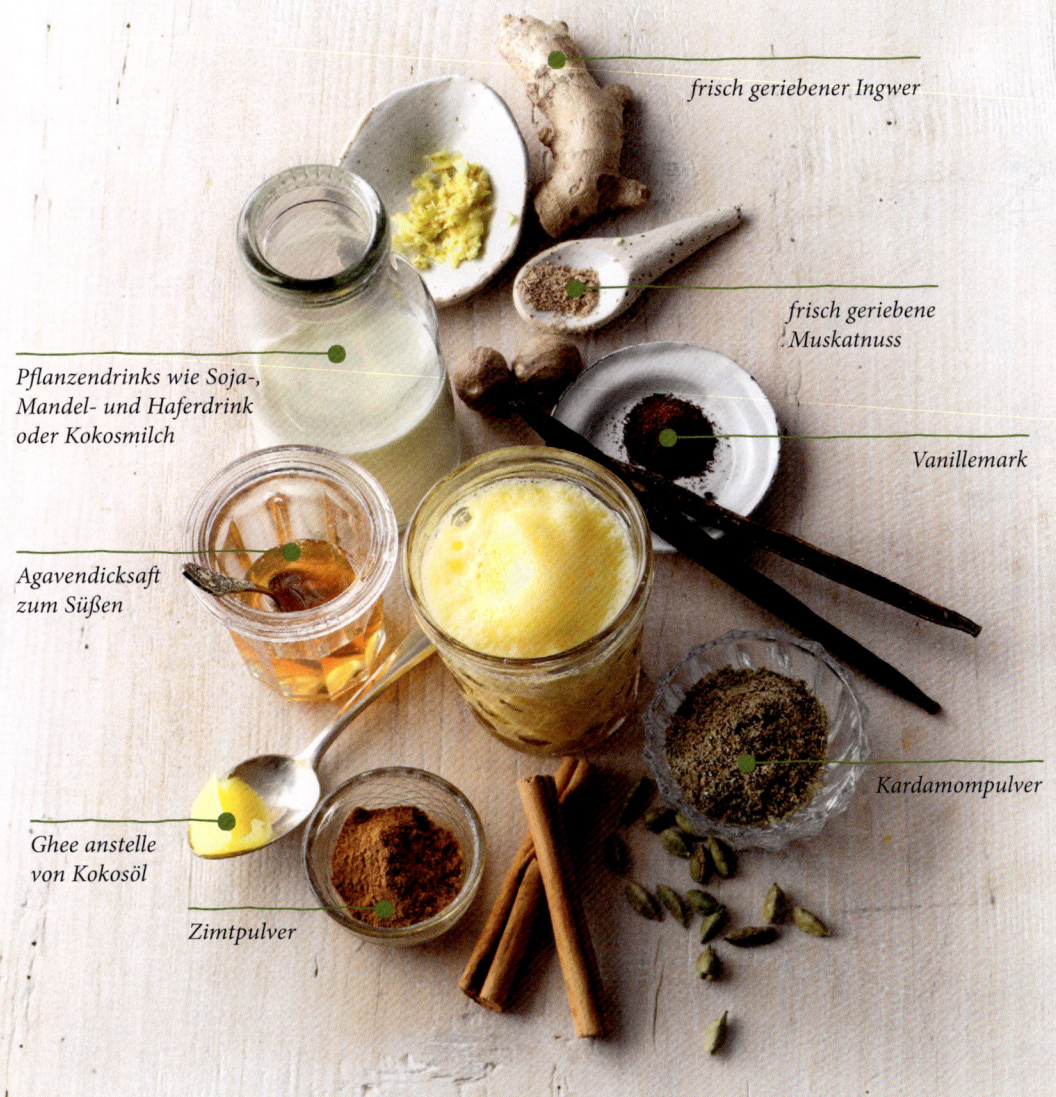

frisch geriebener Ingwer

frisch geriebene Muskatnuss

Pflanzendrinks wie Soja-, Mandel- und Haferdrink oder Kokosmilch

Vanillemark

Agavendicksaft zum Süßen

Kardamompulver

Ghee anstelle von Kokosöl

Zimtpulver

Top fürs Immunsystem

KURKUMATEE MIT INGWER UND ZITRONE

1 Stück Ingwer (4 cm lang) | 1 Stück Kurkuma (8 cm lang) | 2 Zitronen | 1 Prise Pfeffer | 3–4 EL Honig (ersatzweise Agavendicksaft oder Ahornsirup)

Für 4 Personen (ca. 1 l) | 15 Min. Zubereitung
Pro Portion ca. 65 kcal, 0 g E, 0 g F, 15 g KH

1 Ingwer und Kurkuma waschen und in Scheiben schneiden. Zitronen halbieren und auspressen. In einem Topf Ingwer, Kurkuma und 1 l Wasser zum Kochen bringen. Zugedeckt bei kleiner Hitze 5–8 Min. köcheln lassen. Vom Herd nehmen, Zitronensaft zugießen und mit Pfeffer würzen. Den Tee nach Belieben durch ein Sieb gießen und mit Honig süßen. Auf vier Gläser aufteilen und heiß servieren.

Gesunder Start in den Tag

KURKUMATONIC MIT APFELESSIG

2 Zitronen | 4 TL Kurkumapaste ▸ **siehe Seite 40** | 1 Prise Cayennepfeffer | ¼ TL Zimt | 100 ml Apfelessig (naturtrüb)

Für 4 Personen (ca. 1 l) | 15 Min. Zubereitung
Pro Portion ca. 15 kcal, 0 g E, 0 g F, 1 g KH

1 Zitronen halbieren und auspressen. Zitronensaft, Kurkumapaste, Cayennepfeffer, Zimt, Apfelessig und 800 ml Wasser in einem Standmixer oder mit dem Pürierstab mixen. Auf vier Gläser verteilen und servieren.

GUT FÜR DEN STOFFWECHSEL

Trinken Sie als Kur ein Glas des erfrischenden Tonics ein bis zwei Wochen lang morgens auf nüchternen Magen.

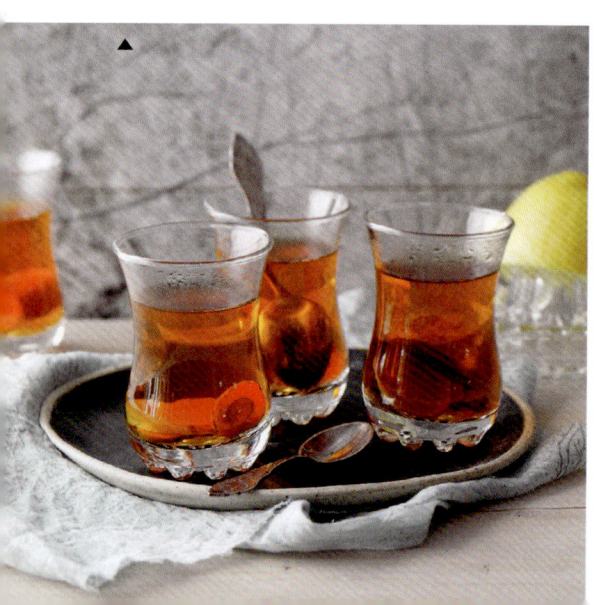

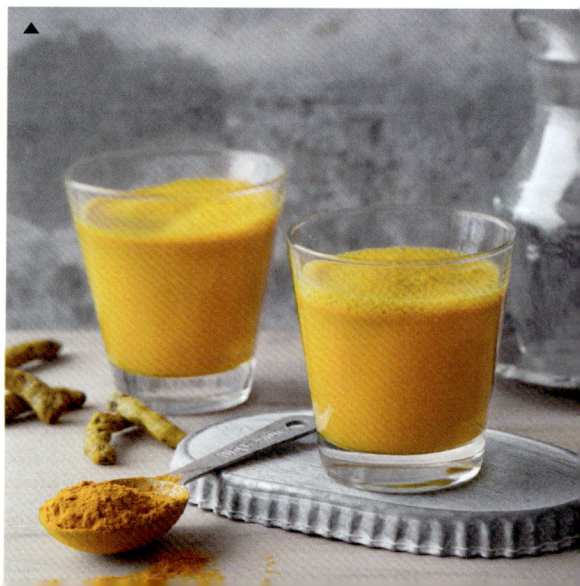

Durstlöscher mit Pep

LIMONADE MIT GRAPEFRUIT UND CHILI

2 Bio-Limetten | 2 Pink Grapefruits |
2 Orangen | 1 Stück Kurkuma (4 cm lang) |
1–2 EL Honig (ersatzweise Agavendicksaft) |
1 Prise Pfeffer | 1 TL flüssiges Kokosöl |
500 ml Mineralwasser
Außerdem: nach Belieben Chiliflocken

Für 4 Personen (ca. 1 l) | 15 Min. Zubereitung
Pro Portion ca. 95 kcal, 1 g E, 2 g F, 17 g KH

1 Limetten heiß abspülen und Schale abreiben.
Grapefruits, Orangen und Limetten halbieren
und auspressen. Säfte mischen. Kurkuma schälen und fein raspeln (Einmalhandschuhe tragen). In einer Schüssel Kurkuma, Limettenabrieb, Säfte, Honig, Pfeffer und Kokosöl gut
vermischen.
2 Alles auf vier Gläser verteilen und mit Mineralwasser aufgießen. Nach Belieben mit Chiliflocken bestreut servieren.

VARIANTE

Wer einen Entsafter besitzt, kann die frische
Kurkuma zusammen mit Orangen, Limetten
und Grapefruits entsaften.

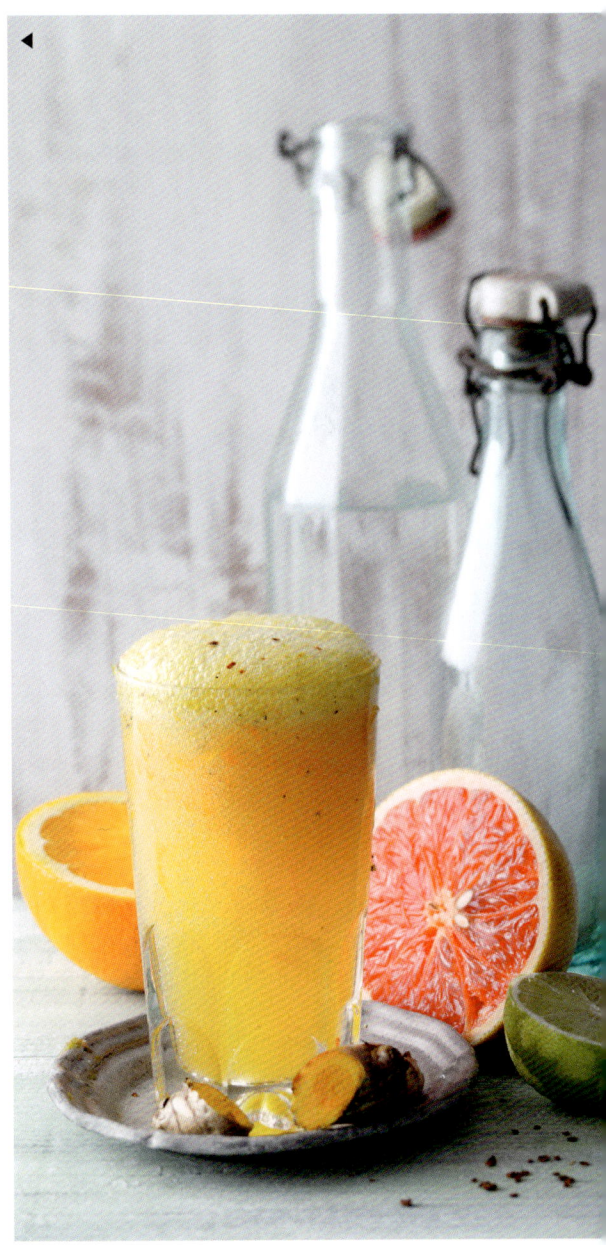

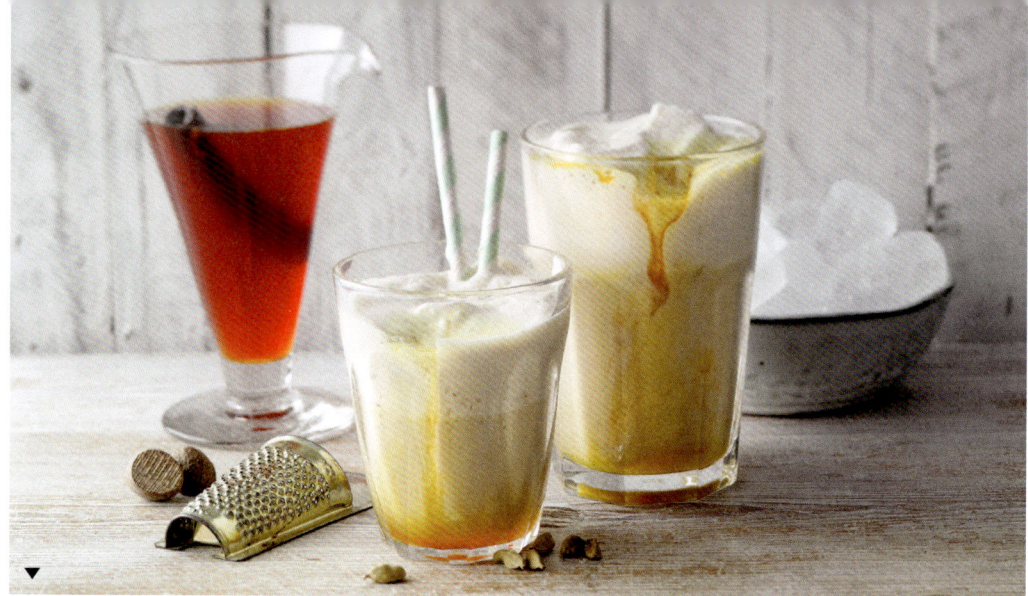

Würzig-süßer Kaffeegenuss

FRAPPUCCINO MIT KURKUMA-GEWÜRZSIRUP

Für den Gewürzsirup (ca. 250 ml): 1 Stück Kurkuma (4 cm lang) | 4 Kardamomkapseln | 200 g Zucker | 1 Stange Zimt | ¼ TL frisch geriebene Muskatnuss | 1 Prise Pfeffer | 2 Gewürznelken

Für den Frappuccino: 240 ml starker Kaffee oder Espresso | 200 ml Milch (ersatzweise Pflanzendrink) | 4 Handvoll Eiswürfel

Für 4 Personen (ca. 800 ml) | 15 Min. Zubereitung | 1–3 Std. Ziehen | 30 Min. Kühlen
Pro Portion ca. 55 kcal, 2 g E, 2 g F, 7 g KH

1 Kurkuma schälen und fein raspeln (Einmalhandschuhe tragen). Kardamomkapseln leicht andrücken. Zucker mit 200 ml Wasser in einen Topf geben. Kurkuma und restliche Gewürze zugeben und sprudelnd aufkochen, bis sich der Zucker gelöst hat. Vom Herd nehmen, auskühlen lassen und 1–3 Std. ziehen lassen.

2 Sirup durch ein feinmaschiges Sieb in eine sterilisierte Flasche füllen und kühl lagern. Zimtstange nach Belieben weiter im Sirup lassen oder entfernen.

3 Je nach Geschmack Kaffee oder Espresso zubereiten und im Kühlschrank rund 30 Min. kalt stellen. Mit Eiswürfeln und Milch in einem Standmixer oder Blender mixen. Auf vier Gläser verteilen und mit je 2–3 EL Kurkuma-Gewürzsirup servieren.

SÜSSE FÜR DEN VORRAT

Der Kurkuma-Gewürzsirup hält im Kühlschrank bis zu zwei Wochen und eignet sich unter anderem zum Süßen von Tee, Kakao und Smoothies.

Cremig & so schön orange

MÖHREN-KURKUMA-SMOOTHIE

3 Möhren | 3 Orangen | 1 Stück Kurkuma (6 cm lang) | 1 Stück Ingwer (3 cm lang) | 1 Prise Pfeffer | 1 TL flüssiges Kokosöl oder Ghee

Für 4 Personen (ca. 800 ml) |
20 Min. Zubereitung
Pro Portion ca. 160 kcal, 4 g E, 4 g F, 27 g KH

1 Möhren putzen, schälen und grob zerkleinern. Orangen schälen und ebenfalls klein schneiden. Kurkuma und Ingwer schälen und fein hacken (Einmalhandschuhe tragen).
2 Alle Zutaten in einem Blender oder Standmixer zu einer sämigen Masse pürieren. 200 ml eiskaltes Wasser zufügen und nochmals mixen.

TIPP

KURKUMA-SHOTS

In einem Entsafter können Sie die frische Kurkumaknolle mit der Schale entsaften. Den Saft dann mit einer Prise Pfeffer und etwas flüssigem Kokosöl würzen. Diese Kurkuma-Shots sind eine prima Gesundheitsprophylaxe. Sie stärken das Immunsystem, kurbeln die Verdauung an und schützen vor Erkältungen.

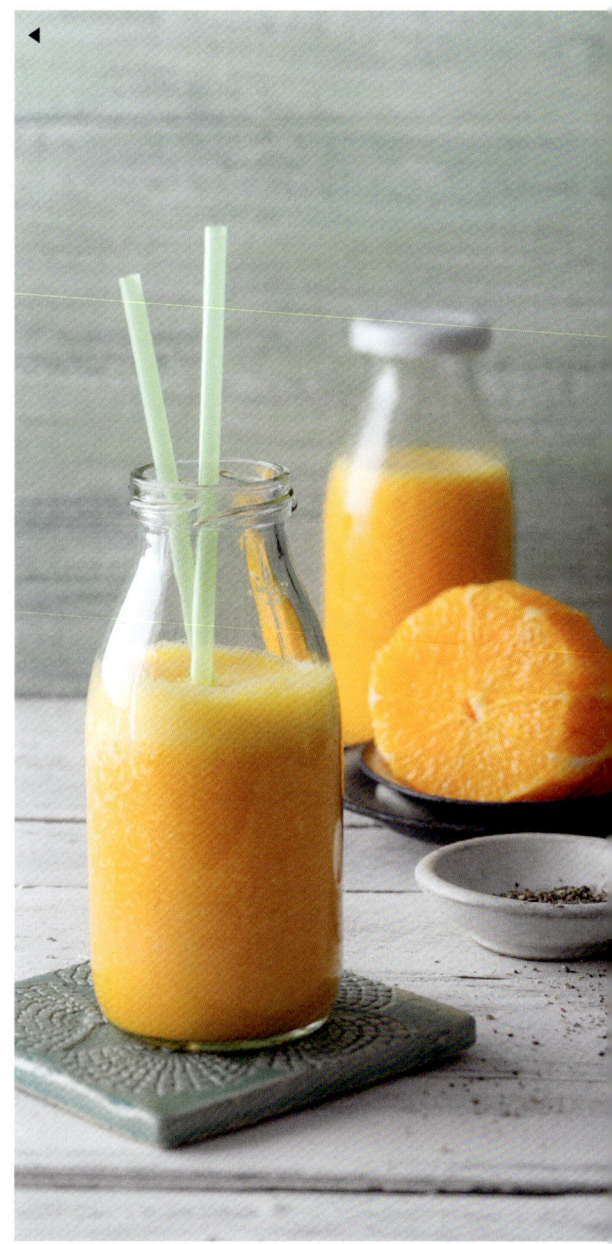

Natur pur

GOLDENES AROMAWASSER

1 Stück Bio-Kurkuma (6 cm lang) | 3 Zweige Minze | ½ Bio-Limette | 1 Prise Pfeffer

Für 4 Personen (ca. 1 l) | 15 Min. Zubereitung
Pro Portion ca. 3 kcal, 0 g E, 0 g F, 0 g KH

1 Kurkuma waschen und in Scheiben schneiden (Einmalhandschuhe tragen). Minze waschen und trocken schütteln. Limette heiß abspülen und in Scheiben schneiden.
2 Alles in eine Karaffe füllen und mit 1 l Wasser auffüllen. 1–2 Std. kühl stellen, damit das Wasser den Geschmack der Zutaten annimmt. Dann eiskalt genießen.

VARIANTE

Wenn Sie die Kurkuma schälen und fein raspeln, können die heilsamen Wirkstoffe noch besser aufgenommen werden.
Statt Leitungswasser können Sie je nach Geschmack auch Mineralwasser verwenden.

Gruß aus Indien

MANGO-SANDDORN-LASSI

2 Mangos | 1 Stück Kurkuma (6 cm lang) | 100 ml Sanddorn-Muttersaft | 1 Prise Pfeffer | 1 TL flüssiges Kokosöl | 500 g Joghurt

Für 4 Personen (ca. 1 l) | 15 Min. Zubereitung
Pro Portion ca. 250 kcal, 7 g E, 10 g F, 34 g KH

1 Mangos schälen, Fruchtfleisch vom Kern schneiden und grob zerkleinern. Kurkuma schälen und ebenfalls klein schneiden (Einmalhandschuhe tragen).
2 Alle Zutaten in einen Standmixer oder Blender geben und mixen. Auf vier Gläser verteilen und servieren.

VARIANTE

Muttersaft oder Direktsaft wird aus der ersten Pressung einer Frucht gewonnen und enthält ein Maximum an wertvollen Inhaltsstoffen. Probieren Sie statt Sanddornsaft auch einmal Holunder- oder Acerolasaft.

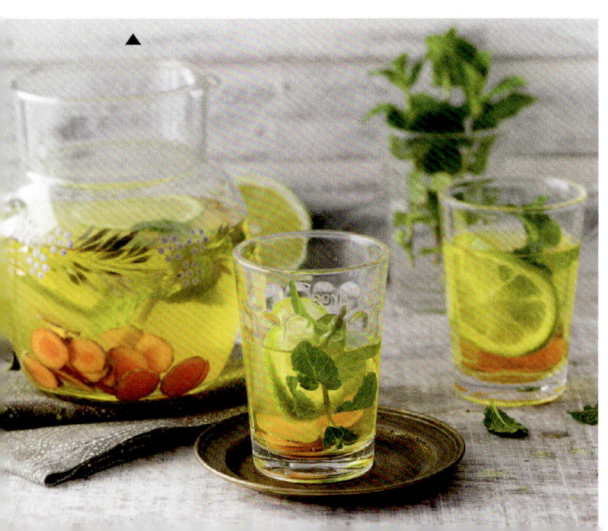

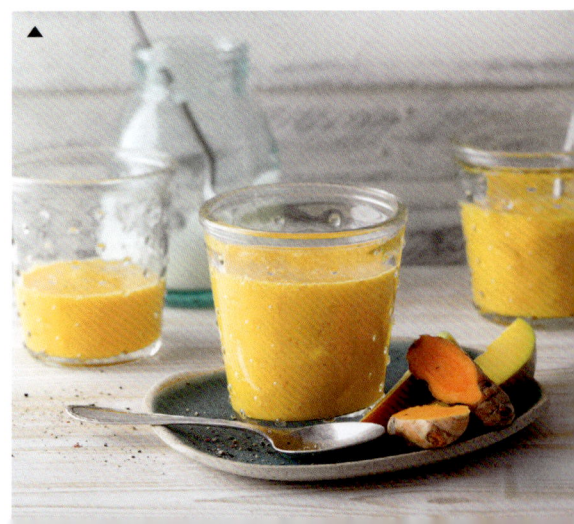

Schützt & wärmt von innen

KURKUMA-CHAI-LATTE

1 Stück Kurkuma (6 cm lang) | 1 Stück Ingwer (2 cm lang) | 1 EL Kardamomkapseln | 2 TL Gewürznelken | 1 Stange Zimt | 2 Beutel Schwarztee | 1 Prise Pfeffer | 2 EL Honig (ersatzweise Agavendicksaft oder Ahornsirup) | 500 ml Milch (ersatzweise Pflanzendrink)
Außerdem: gemahlene Kurkuma

Für 4 Personen (ca. 1 l) | 25 Min. Zubereitung
Pro Portion ca. 115 kcal, 4 g E, 4 g F, 14 g KH

1 Kurkuma und Ingwer waschen, schälen und fein raspeln (Einmalhandschuhe tragen). Kardamom leicht andrücken. Kurkuma, Ingwer, Kardamom, Nelken und Zimt mit 500 ml Wasser zum Kochen bringen. Zugedeckt bei kleiner Hitze 5 Min. köcheln lassen. Vom Herd nehmen, die Teebeutel zugeben und 5 Min. ziehen lassen. Dann die Teebeutel entfernen. Pfeffer zugeben. Tee durch ein Sieb gießen und mit Honig süßen.
2 Die Milch erhitzen und nach Belieben einen Teil aufschäumen. Ungeschäumte Milch auf vier Gläser aufteilen, Chai ebenfalls gleichmäßig verteilen. Kurkuma-Chai-Latte mit Milchschaum krönen und nach Belieben mit gemahlener Kurkuma bestreuen.

VARIANTE

Je nach Geschmack können Sie den schwarzen Tee auch durch Rooibostee ersetzen.

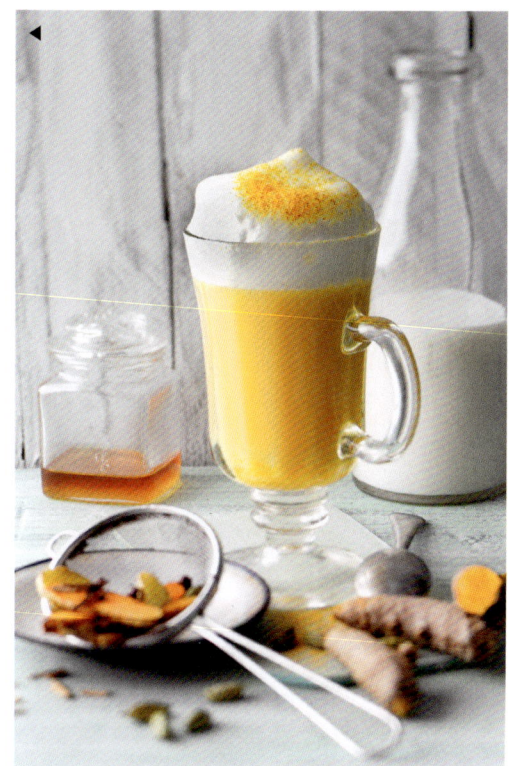

INFO

CHAI
Chai ist in ganz Südasien die Bezeichnung für ein Getränk, das meist aus Schwarztee, Milch, Zucker und Gewürzen besteht. Der Chai ist ein idealer Begleiter an kalten Tagen und ein prima Energiespender. Zudem hat er beruhigende Eigenschaften.

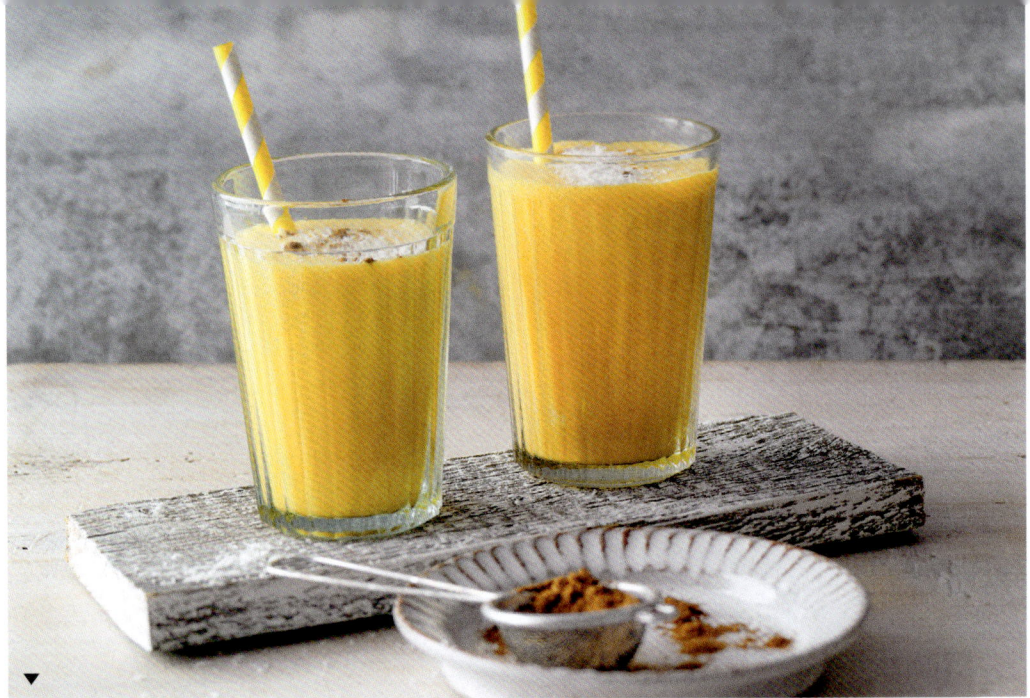

Gesund & erfrischend

KOKOS-BANANEN-ICE-SHAKE

---

2 Bananen | 1 Stück Ingwer (2 cm lang) |
4 TL Kurkumapaste ▸ **siehe Seite 40** | 500 g Ko-
kosmilch (ersatzweise Pflanzendrink nach
Wahl) | 50 g Kokosmus | 1 Prise Pfeffer |
¼ TL Muskatblüte | ½ TL Zimtpulver |
1–2 EL Agavendicksaft (ersatzweise Honig
oder Ahornsirup) | 2 Handvoll Eiswürfel |
Außerdem: weitere Eiswürfel | Zimtpulver |
4 TL Kokosraspel

Für 4 Personen (ca. 1 l) | 15 Min. Zubereitung
Pro Portion ca. 405 kcal, 6 g E, 33 g F, 20 g KH

1 Bananen schälen und grob zerkleinern. Ingwer waschen und fein hacken.
2 Banane, Kurkumapaste, Ingwer und die restlichen Zutaten in einem Blender oder Standmixer
zu einer sämigen Masse pürieren. Auf vier Gläser verteilen, nach Belieben weitere Eiswürfel
zugeben und mit Zimt und Kokosraspeln bestreut servieren.

WINTERVARIANTEN

In der kalten Jahreszeit können Sie den Drink
auch warm servieren. Dazu die Kokosmilch
erhitzen, bis sie lauwarm ist. Dann mit den
übrigen Zutaten außer den Eiswürfeln mixen
und servieren. Oder alle Zutaten außer den
Eiswürfeln kalt mixen und das Ganze mit einem heißen Tee Ihrer Wahl aufgießen.

Wärmt an kalten Tagen

ZITRUS-KURKUMA-PUNSCH

6 Bio-Blutorangen (ersatzweise Orangen) |
1 Zitrone | 1 Stück Kurkuma (4 cm lang) | 4 Ge-
würznelken | 1 Sternanis | 1 Stange Zimt | 1 Pri-
se Pfeffer | 1 TL Kokosöl | 200 ml Apfelsaft |
2 EL Honig (ersatzweise Agavendicksaft)

Für 4 Personen (ca. 1 l) | 20 Min. Zubereitung
Pro Portion ca. 210 kcal, 3 g E, 3 g F, 39 g KH

1 Blutorangen waschen und trocken reiben.
Eine Orange in Scheiben schneiden und beiseitelegen. Von einer weiteren Orange die Schale
abreiben und diese mit den restlichen Orangen
und der Zitrone auspressen. Kurkuma schälen
und fein raspeln (Einmalhandschuhe tragen).
2 Säfte, Orangenscheiben und -abrieb sowie
Kurkuma mit den restlichen Zutaten in einen
Topf geben. Mit 200 ml Wasser aufgießen,
aufkochen und zugedeckt bei kleiner Hitze
10 Min. köcheln lassen.
3 Punsch auf vier hitzebeständige Gläser verteilen und servieren.

VARIANTE

Statt Apfelsaft können Sie auch weißen oder
dunklen Traubensaft verwenden. Wenn keine
Kinder mittrinken, können Sie den Punsch
auch mit Weißwein zubereiten.

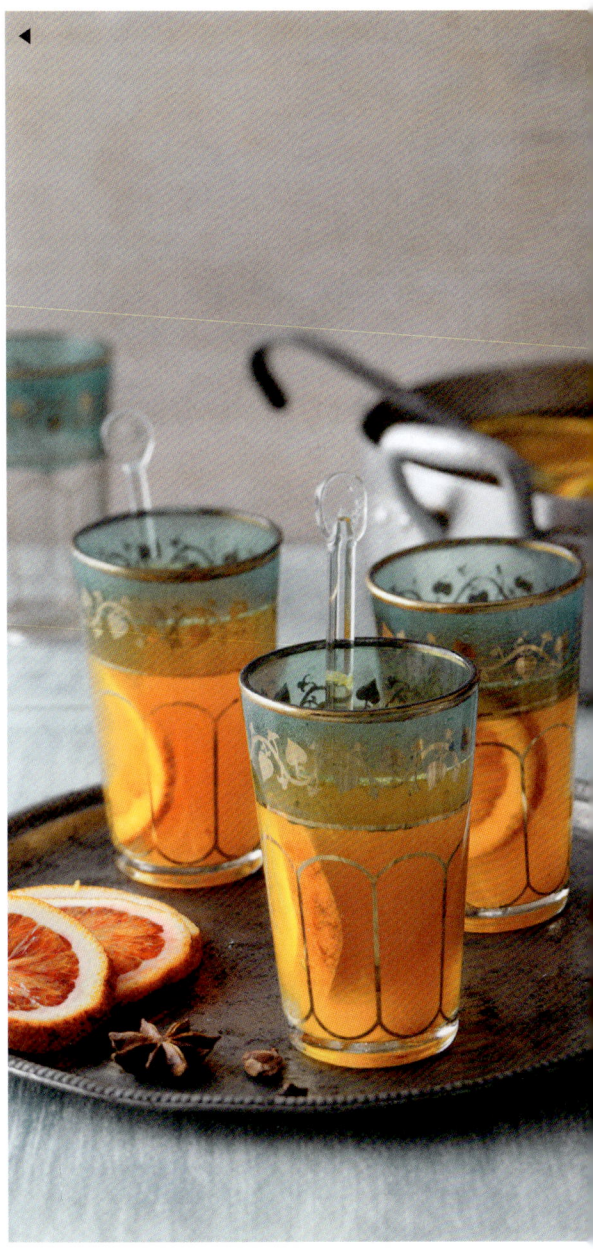

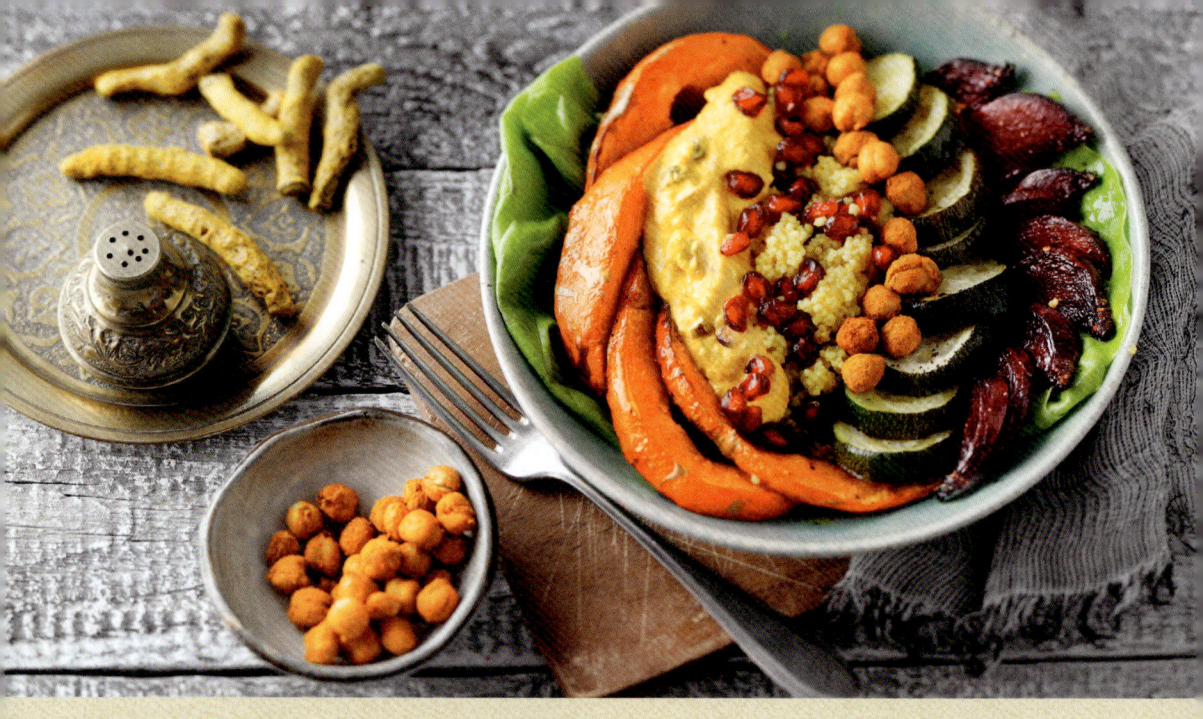

WÄRMENDES GOLD

Die Vielfalt der Gerichte, die Sie mit Kurkuma verfeinern können, ist riesig: In Currys ist das energiespendende Gewürz ein Klassiker und unentbehrlicher Bestandteil. Aber auch andere traditionelle indische Gerichte wie Linsen-Dal sind ohne Gelbwurz kaum denkbar. Gut passt Kurkuma auch in Suppen, Eintöpfe und Reisgerichte. Der erdige Geschmack sorgt für einen besonderen Aromakick. Auch selbst gemachten Nudeln,

Saucen und Dressings gibt die Knolle Würze und eine intensiv goldgelbe Farbe. Fisch und Fleisch können Sie mit dem sonnengelben Gewürz aromatisch marinieren. In jedem Fall setzt Kurkuma ein Glanzlicht auf Ihren Tisch und wird Ihre Gäste begeistern. Aber nicht nur optisch und geschmacklich ist die Knolle top: Nach fettreichen Mahlzeiten sorgt sie dafür, dass Sie den Genuss nicht mit unangenehmem Völlegefühl büßen.

Extraportion Proteine

KURKUMA-KOKOS-SUPPE MIT GERÖSTETEN LINSEN

150 g Belugalinsen | Salz | 1 Zwiebel | 1 Stück Ingwer (2 cm lang) | 1 Stück Kurkuma (4 cm lang) (ersatzweise 2 TL gemahlene Kurkuma) | 4 Möhren | 4 EL Kokosöl | 500 ml Gemüsebrühe | 400 g Kokosmilch | ½ Limette | Pfeffer (frisch gemahlen) | ½ Bund Koriandergrün

Für 4 Personen | 45 Min. Zubereitung
Pro Portion ca. 495 kcal, 15 g E, 31 g F, 36 g KH

1 Linsen abspülen und mit wenig Salz in 300 ml Wasser zugedeckt ca. 30 Min. köcheln lassen. Abgießen und abtropfen lassen.
2 Inzwischen Zwiebel, Ingwer und Kurkuma schälen und fein hacken (Einmalhandschuhe tragen). Möhren schälen und grob zerkleinern. 2 EL Kokosöl in einem großen Topf erhitzen, Zwiebel, Ingwer und Kurkuma anschwitzen. Möhren zugeben. Mit Gemüsebrühe und Kokosmilch aufgießen. Alles aufkochen und 15 Min. zugedeckt bei kleiner Hitze köcheln lassen, dann fein pürieren. Limette halbieren und auspressen. Suppe mit Limettensaft, Salz und Pfeffer abschmecken.
3 Koriander waschen, trocken schütteln und grob hacken. Restliches Kokosöl erhitzen und Linsen in 3–4 Min. knusprig anbraten. Die Linsen dann auf der Suppe verteilen und mit Koriander bestreut servieren.

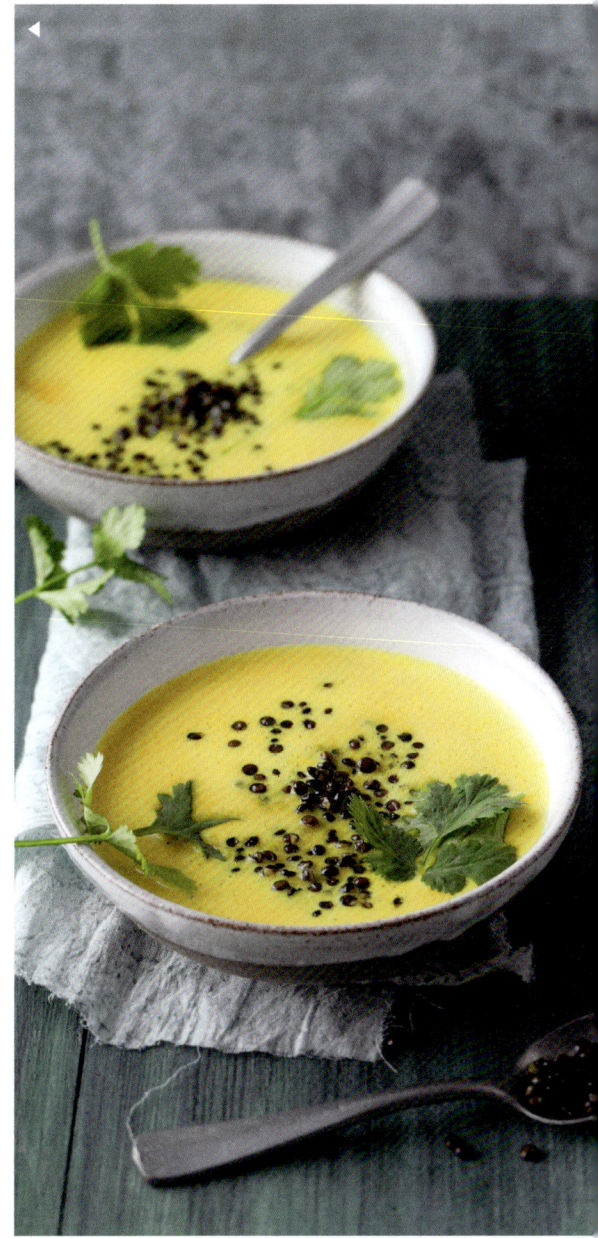

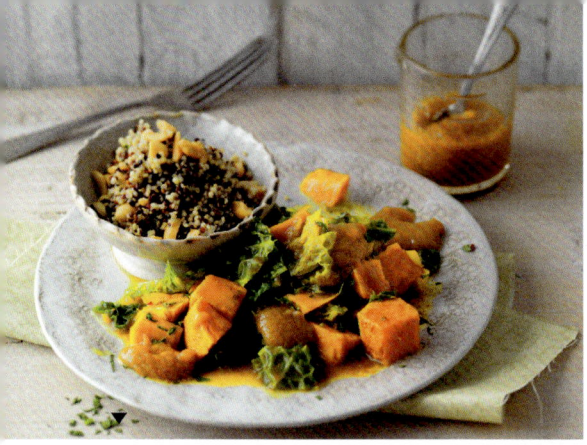

Heimischer Kohl mit Asiatouch

WIRSING MIT QUINOA UND SCHARFER KURKUMASAUCE

1 kleiner Wirsing | Salz | 2 TL Koriandersamen | 150 g Tricolor-Quinoa (rot, weiß, schwarz) | 230 ml Gemüsebrühe | 40 g Erdnüsse | 1 Zwiebel | 2 mittelgroße Süßkartoffeln | 2 EL Ghee (ersatzweise Kokosöl) | 1 TL gemahlene Kurkuma | Pfeffer
Für die scharfe Sauce: 1 rote Chilischote | 1 Knoblauchzehe | 3 Orangen | 1 EL Ghee (ersatzweise Kokosöl) | 60 g Erdnussmus | 1 EL gemahlene Kurkuma | 1 TL Ahornsirup | Salz | Pfeffer (frisch gemahlen) | ½ Bund Petersilie

Für 4 Personen | 55 Min. Zubereitung
Pro Portion ca. 620 kcal, 19 g E, 24 g F, 79 g KH

1 Wirsing putzen, Strunk entfernen und Blätter waschen. Wirsingblätter in kochendem Salzwasser 1 Min. blanchieren. Abgießen, in eiskaltem Wasser abschrecken und gut abtropfen lassen.

Wirsingblätter in 1 cm breite Streifen schneiden, anschließend in 1 cm große Quadrate schneiden. Koriandersamen in einer Pfanne ohne Fett rösten, bis sie duften. Abkühlen lassen und in einem Mörser zerstoßen.

2 Inzwischen Quinoa unter fließendem heißem Wasser abspülen. Mit Gemüsebrühe aufkochen und 15 Min. bei kleiner Hitze zugedeckt köcheln lassen. Zugedeckt 5 Min. ausquellen lassen. Erdnüsse schälen, grob hacken und unter die Quinoa mischen.

3 Zwiebel schälen und fein hacken. Süßkartoffeln schälen und in 1,5 cm große Würfel schneiden. Ghee in einer Pfanne erhitzen. Zwiebel glasig anschwitzen. Süßkartoffeln, Wirsing und Koriander zugeben und kurz anbraten. 200 ml Wasser zugießen und zugedeckt bei kleiner Hitze gut 10 Min. köcheln lassen, bis die Süßkartoffeln weich sind, aber noch Biss haben. Mit Kurkuma, Salz und Pfeffer abschmecken.

4 Für die Sauce die Chilischote waschen, weiße Trennwände und Kerne entfernen und die Schote klein hacken. Knoblauch schälen und fein hacken. Orangen halbieren und auspressen. Ghee in einem kleinen Topf erhitzen, Chilischote und Knoblauch anbraten. Orangensaft und Erdnussmus zufügen, unter Rühren aufkochen und gut verquirlen. Kurkuma und Ahornsirup zufügen und mit Salz und Pfeffer abschmecken.

5 Petersilie waschen, trocken schütteln und fein hacken. Quinoa auf Teller oder Schalen verteilen, das Wirsing-Süßkartoffel-Gemüse dazugeben, die Petersilie darüberstreuen und mit der Sauce beträufelt servieren.

GHEE

Im Ayurveda wird Ghee – geklärte Butter – als Koch- und Bratfett verwendet. Es ist gut verdaulich und gilt sogar als Verjüngungsmittel und Lebenselixier.

GHEE SELBST HERSTELLEN

Erhitzen Sie 500 Gramm ungesalzene Butter, am besten in Bioqualität, in einem schweren Topf und lassen Sie sie bei kleiner Hitze aufkochen. Dabei bildet sich Schaum an der Oberfläche und es kann spritzen, wenn das in der Butter enthaltene Wasser verkocht. Kochen Sie das Ganze unter gelegentlichem Rühren so lange, bis es nicht mehr spritzt. Die Eiweißpartikel sollen sich abgesetzt haben und das Ghee soll klar, flüssig und goldfarben sein. Legen Sie nun ein sauberes Geschirrtuch (alternativ Kaffee- oder Teefilter) in ein feinmaschiges Sieb und seihen Sie das flüssige Butterfett ab. Möglicherweise müssen Sie es mehrmals durchgießen, bis alle festen Bestandteile entfernt sind. Lagern Sie das Ghee in einem sterilen Glas lichtgeschützt und bei Zimmertemperatur. So hält es einige Wochen oder sogar Monate.

DARAUF MÜSSEN SIE ACHTEN:

- Ghee nicht zu lange kochen, sonst brennt es an. Angebranntes Ghee erkennen Sie daran, dass die Butter erneut aufschäumt und bräunt.
- Ghee aber auch nicht zu kurz kochen, sonst wird es leicht ranzig. Rechnen Sie bei 500 Gramm Butter ungefähr mit einer Kochzeit von 30 Minuten.
- Ghee bei Zimmertemperatur aufbewahren. Im Kühlschrank wird es fest und kann schimmeln.

KURKUMA-GHEE

Würzen Sie selbst gemachtes Ghee mit gemahlener Kurkuma und einer Prise schwarzem Pfeffer. So bekommt es eine schöne Farbe und ein würziges Aroma.

Sollten Sie einmal kein Ghee zur Hand haben, verwenden Sie alternativ Kokosöl.

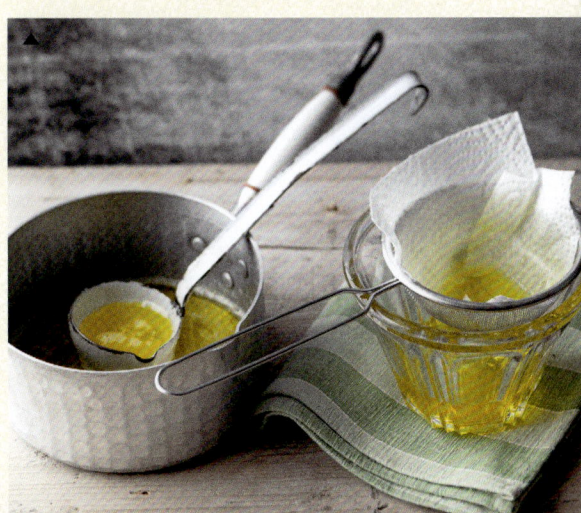

Perfekt für Pastafans

KURKUMANUDELN MIT PISTAZIENPESTO

Für die Kurkumanudeln: 360 g Weizenmehl |
1 TL Salz | 1 gehäufter EL gemahlene Kurkuma |
1 EL Olivenöl
Für das Pistazienpesto: 50 g Pistazien |
1 Bio-Zitrone | 1 Knoblauchzehe | ½ Bund Basilikum | ½ Bund Petersilie | 50 g Parmesan |
120 ml Olivenöl | Salz | Pfeffer
Außerdem: Mehl für die Arbeitsfläche

Für 4 Personen | 50 Min. Zubereitung
Pro Portion ca. 790 kcal, 21 g E, 46 g F,
72 g KH

1 Für die Nudeln Mehl und Salz vermischen.
Kurkuma, Olivenöl und 220 ml Wasser verquirlen
und unter die Mehlmischung rühren. Alles mit
den Händen zu einem glatten Teig verarbeiten
(Einmalhandschuhe tragen). In Folie gewickelt
10 Min. kühl stellen.
2 Inzwischen für das Pesto Pistazien in einer
Pfanne ohne Fett anrösten. Beiseitestellen und
abkühlen lassen. Zitrone heiß abspülen und
½ TL Schale abreiben. Knoblauchzehe schälen.
Kräuter waschen und trocken schütteln.
Parmesan reiben. In einem Blender oder Blitzhacker Knoblauch, Kräuter und Pistazien fein
mixen. Olivenöl in einem dünnen Strahl dazugießen, bis das Pesto die gewünschte Konsistenz hat. Parmesan und Zitronenschale unterrühren. Mit Salz und Pfeffer abschmecken.

3 Den Nudelteig halbieren und jede Hälfte auf
einer bemehlten Arbeitsfläche dünn zu einem
Rechteck ausrollen. Mit etwas Mehl bestäuben
und locker einrollen. Mit einem scharfen Messer
Bandnudeln schneiden. Alternativ den Teig mit
einer Nudelmaschine zu Bandnudeln verarbeiten. Reichlich Salzwasser zum Kochen bringen.
Nudeln je nach Teigdicke in 1–3 Min. bissfest kochen. Abgießen und abtropfen lassen. Mit dem
Pistazienpesto vermischen und nach Belieben
mit frisch geriebenem Parmesan bestreuen.

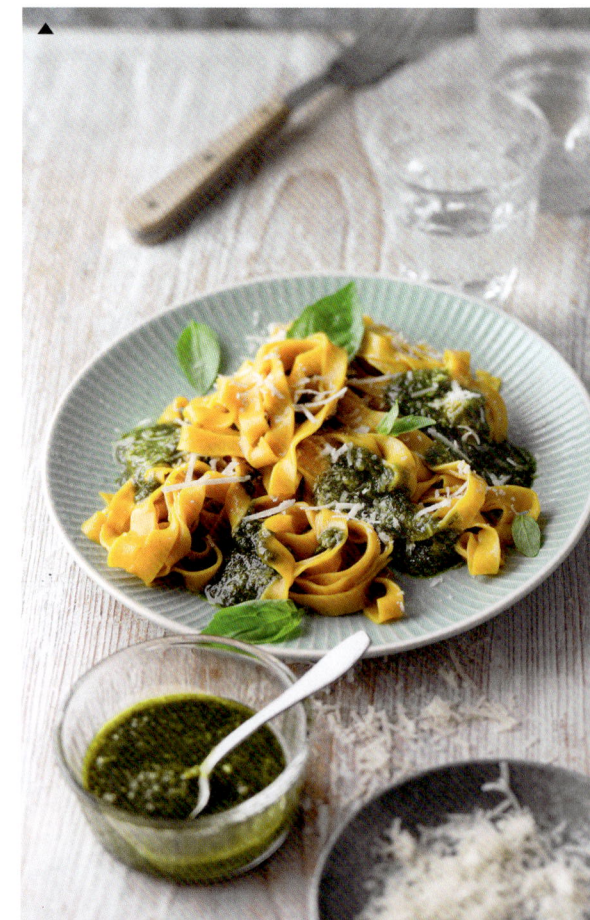

Eine Schüssel voll Gesundheit

GOLDEN BOWL

Für den Couscous: 1 Granatapfel | 1½ TL gemahlene Kurkuma | 1 TL Ras el Hanout | 150 g Couscous | 1–2 EL Sesamöl | Salz | Pfeffer

Für das Gemüse: 400 g Hokkaido-Kürbis | 2 Rote Beten | 2 Zucchini | 4 EL Olivenöl | 4 EL Ahornsirup | Salz | Pfeffer

Für die Kichererbsen: 1 Glas Kichererbsen (Abtropfgewicht 220 g) | ½ Limette | 2 EL Olivenöl | 1 TL gemahlene Kurkuma | ½ TL Cayennepfeffer | ½ TL Paprikapulver | ½ TL Salz

Für den Dip: 1 Bio-Limette | 1 Stück Kurkuma (3 cm lang) | 80 g Joghurt | 80 g Cashewmus | 1 EL Ahornsirup | Salz | Pfeffer (frisch gemahlen) | 20 g Cashewkerne

Außerdem: 8 Blätter Kopfsalat

Für 4 Personen | 50 Min. Zubereitung | 60 Min. Backen
Pro Portion ca. 870 kcal, 20 g E, 34 g F, 123 g KH

1 Für die Kichererbsen den Backofen auf 200° vorheizen. Ein Backblech mit Backpapier auslegen. Kichererbsen in einem Sieb unter fließendem Wasser gründlich abspülen und gut abtropfen lassen. Mit einem Küchenpapier trocken reiben. Limette halbieren und auspressen. 1 TL Saft mit den Kichererbsen und den restlichen Zutaten in einer Schüssel gut vermischen. Auf dem Backpapier verteilen und im Backofen 40 Min. backen.

2 Für den Dip die Limette heiß abspülen und etwas Schale abreiben. Dann halbieren und auspressen. Kurkuma schälen und grob zerkleinern (Einmalhandschuhe tragen). Limettenabrieb und -saft mit Kurkuma, Joghurt und Cashewmus in einen Blender oder Blitzhacker geben und zu einer homogenen Masse mixen. Mit Ahornsirup, Salz und Pfeffer abschmecken. Cashewkerne grob hacken und untermischen.

3 Für das Gemüse zwei Backbleche mit Backpapier auslegen. Kürbis waschen, entkernen und in dünne Spalten schneiden. Rote Beten schälen und ebenfalls in Spalten schneiden. Zucchini waschen und in 1 cm dicke Scheiben schneiden. Gemüse auf den Blechen verteilen, mit je 2 EL Olivenöl und Ahornsirup beträufeln und mit Salz und Pfeffer würzen. Auf der mittleren Schiene im Backofen 20 Min. backen.

4 Für den Couscous Granatapfel halbieren und Kerne herauslösen. 230 ml Wasser aufkochen, Kurkuma und Ras el Hanout zugeben und Couscous einrühren. Zugedeckt 5 Min. quellen lassen. Couscous mit einer Gabel auflockern, Sesamöl und Granatapfelkerne unterrühren und mit Salz und Pfeffer abschmecken.

5 Salatblätter waschen und trocken schütteln. Je 2 Salatblätter auf Schalen (Bowls) verteilen. Mittig den Couscous daraufgeben und das Ofengemüse rundherum verteilen. Mit Kichererbsen bestreuen. Den Dip darüberträufeln oder separat dazu servieren.

▸ **siehe Foto Seite 50**

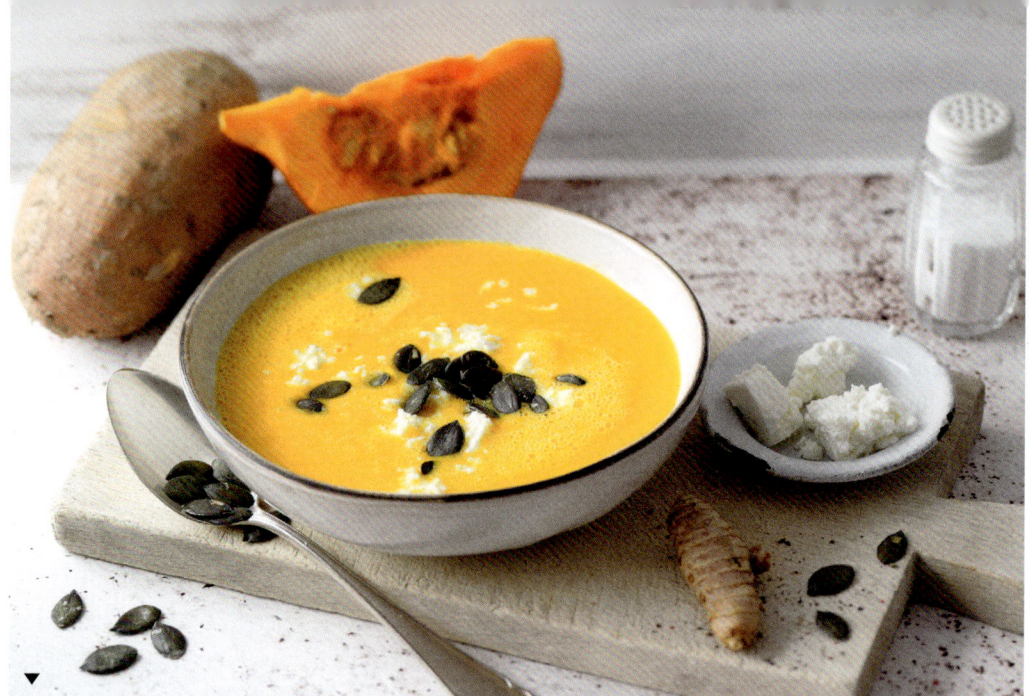

Für Leib und Seele

SÜSSKARTOFFEL–KÜRBIS–SUPPE MIT FETA

1 Zwiebel | 1 Knoblauchzehe | 2 Süßkartoffeln | 800 g Hokkaido-Kürbis | 1 Stück Ingwer (2 cm lang) | 1 Stück Kurkuma (4 cm lang) (ersatzweise 2 TL gemahlene Kurkuma) | 40 g Kürbiskerne | 2 EL Ghee (ersatzweise Rapsöl) | 1 EL gemahlener Kreuzkümmel | 1,2 l Gemüsebrühe | Salz | Pfeffer (frisch gemahlen) | 150 g Schafskäse (Feta)

Für 4 Personen | 45 Min. Zubereitung
Pro Portion ca. 570 kcal, 16 g E, 21 g F, 79 g KH

1 Zwiebel und Knoblauchzehe schälen und fein hacken. Süßkartoffeln schälen, Kürbis waschen und entkernen, alles grob zerkleinern. Ingwer und Kurkuma schälen und fein hacken (Einmalhandschuhe tragen).

2 Kürbiskerne in einer Pfanne ohne Fett rösten und beiseitestellen. Ghee in einem großen Topf erhitzen, Zwiebel, Knoblauch, Ingwer und Kurkuma darin anschwitzen. Kreuzkümmel, Süßkartoffeln und Kürbis zugeben und kurz mit anbraten. Mit Gemüsebrühe aufgießen. Aufkochen und 20 Min. zugedeckt bei kleiner Hitze köcheln lassen. Suppe fein pürieren und mit Salz und Pfeffer abschmecken.

3 Schafskäse zerbröseln. Suppe auf Teller verteilen und mit Schafskäse und Kürbiskernen bestreut servieren.

Indien-Klassiker

SCHARFES BLUMENKOHL-CURRY MIT HIRSE

Für das Curry: 1 TL Kardamomkapseln | je 2 TL Koriander-, Senf- und Kreuzkümmelsamen | 1 TL Fenchelsamen | 1 Zwiebel | 1 Knoblauchzehe | 1 Stück Ingwer (3 cm lang) | 1 rote Chilischote | 1 gelbe und 1 rote Paprika | 1 Blumenkohl | 2 EL Ghee | 1 EL gemahlene Kurkuma | 600 ml Gemüsebrühe | 400 g Kokosmilch | 200 g TK-Erbsen | Salz | Pfeffer
Für die Hirse: 200 g Hirse | 400 ml Gemüsebrühe | 1 Bund Koriandergrün

Für 4 Personen | 40 Min. Zubereitung
Pro Portion ca. 560 kcal, 17 g E, 29 g F, 53 g KH

1 Kardamomkapseln öffnen und Samen herauslösen. Mit den restlichen Samen in einer Pfanne ohne Fett rösten, bis sie duften. Abkühlen lassen und in einem Mörser zerstoßen.
2 Zwiebel, Knoblauchzehe und Ingwer schälen und fein hacken. Chilischote und Paprika halbieren, weiße Trennwände und Samen entfernen. Hälften waschen, Chili fein hacken und Paprika in 1 cm große Würfel schneiden. Blumenkohl waschen und in kleine Röschen teilen.
3 Ghee in einem großen Topf erhitzen. Zwiebel, Knoblauch und Chili glasig anschwitzen. Gewürze, Kurkuma, Paprika und Blumenkohl zugeben und kurz anbraten. Mit Gemüsebrühe und Kokosmilch aufgießen. Erbsen zugeben und das

Curry zugedeckt bei kleiner Hitze 15 Min. köcheln lassen.
4 Inzwischen Hirse in einem feinen Sieb unter fließendem heißem Wasser abspülen. Mit der Gemüsebrühe in einen Topf geben, aufkochen und zugedeckt bei kleiner Hitze 7–10 Min. köcheln lassen. Gelegentlich umrühren, vom Herd ziehen und 5 Min. quellen lassen.
5 Curry mit Salz und Pfeffer abschmecken. Koriander waschen, trocken schütteln und fein hacken. Koriander unter die Hirse mischen und mit dem Blumenkohl-Curry servieren.

▲

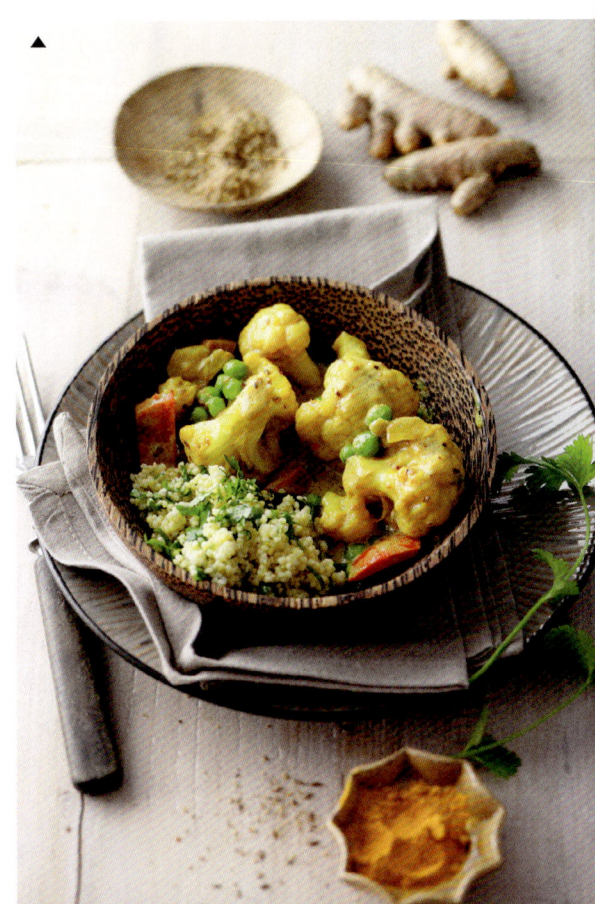

PUTEN-TIKKA IM FLADEN MIT GURKENSALAT

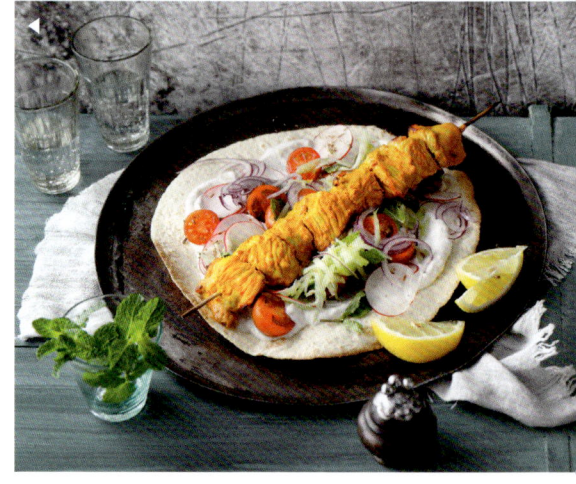

Für die Spieße: 1 Stück Ingwer (2 cm lang) |
2 Knoblauchzehen | 1 rote Chilischote |
½ TL Salz | 120 g Joghurt | ½ TL Cayennepfeffer | ½ TL gemahlener Kreuzkümmel | 1 EL gemahlene Kurkuma | ½ TL edelsüßes Paprikapulver | Pfeffer (frisch gemahlen) |
600 g Putenbrust
Für den Gurkensalat: 1 EL Kreuzkümmelsamen | 1 Salatgurke | 150 g Kirschtomaten |
1 rote Zwiebel | 1 Bund Radieschen | 1 kleines
Bund Minze | Salz | Pfeffer
Außerdem: 8 Holzspieße | 8 Tortillas (Weizenfladen) | 1 Bio-Zitrone | 200 g Sauerrahm

Für 4 Personen | 50 Min. Zubereitung |
30 Min. Marinieren | 20 Min. Backen
Pro Portion ca. 585 kcal, 50 g E, 10 g F,
72 g KH

1 Ingwer und Knoblauch schälen und fein hacken. Chilischote halbieren, weiße Trennwände
und Samen entfernen. Hälften waschen und
klein hacken. Ingwer, Knoblauch und Chili mit
Salz in einem Mörser zu einer Paste zerstoßen.
2 Joghurt mit den restlichen Gewürzen vermischen, Knoblauchpaste zugeben. Putenfleisch in
ca. 3 x 3 cm große Würfel schneiden und gründlich mit der Marinade vermischen. Mindestens
30 Min. marinieren.

3 Backofen auf 200° vorheizen. Backblech mit
Backpapier auslegen. Fleisch auf die Holzspieße
stecken und im Backofen 20 Min. backen.
4 Inzwischen für den Salat Kreuzkümmelsamen
in einer Pfanne ohne Fett rösten, abkühlen lassen und grob zerstoßen. Gurke schälen, halbieren und mit einem Löffel die Kerne herauslösen.
Gurke grob raspeln. Tomaten waschen, halbieren, Stielansatz entfernen und vierteln. Zwiebel
schälen und in Ringe schneiden. Radieschen
waschen, putzen und in dünne Scheiben hobeln. Minze waschen, trocken schütteln und
grob hacken. Alles in einer Schüssel mischen,
mit Salz und Pfeffer würzen.
5 Tortillas nach Packungsanleitung erwärmen.
Zitrone heiß abspülen und in Spalten schneiden. Fladen mit Sauerrahm bestreichen, Gurkensalat daraufgeben und mit den Putenspießen
belegen. Zitronenspalten dazu reichen.

Einfach & gut

GEBRATENER KURKUMAREIS

200 g Reis | Salz | 1 Zwiebel | 1 Knoblauchzehe | 1 Stück Ingwer (2 cm lang) | 1 Stück Kurkuma (3 cm lang) | 3 Möhren | 2 EL Ghee (ersatzweise Kokosöl) | 200 g TK-Erbsen | Pfeffer | ½ Bund Petersilie

Für 4 Personen | 30 Min. Zubereitung
Pro Portion ca. 309 kcal, 8 g E, 7 g F, 53 g KH

1 Reis in 500 ml leicht gesalzenem Wasser aufkochen und zugedeckt 15 Min. köcheln lassen, dabei gelegentlich umrühren. Vom Herd nehmen und 10 Min. quellen lassen.

2 Zwiebel, Knoblauch, Ingwer und Kurkuma schälen und fein hacken (Einmalhandschuhe tragen). Möhren schälen und grob raspeln.

3 Ghee in einer Pfanne erhitzen, Zwiebel und Knoblauch anschwitzen. Ingwer und Kurkuma zugeben und 1 Min. braten. Möhren, Erbsen und Reis zufügen und weitere 5–6 Min. anbraten. Mit Salz und Pfeffer abschmecken.

4 Petersilie waschen, trocken schütteln und hacken. Reis mit Petersilie bestreut servieren.

Gruß aus Japan

GOLDENE MISOSUPPE

50 g Shiitake (Pilze) | 1 kleines Bund Frühlingszwiebeln | 1 Stück Kurkuma (3 cm lang) | 100 g Seidentofu | 1 EL Wakame-Algen (instant, Asienladen oder Biosupermarkt) | 3 EL gelbe Misopaste (Asienladen oder Biosupermarkt) | 1 Prise Pfeffer

Für 4 Personen | 20 Min. Zubereitung
Pro Portion ca. 95 kcal, 6 g E, 3 g F, 13 g KH

1 Pilze putzen, Stiel entfernen und in Scheiben schneiden. Frühlingszwiebeln putzen, waschen und schräg in Scheiben schneiden. Kurkuma schälen und fein reiben (Einmalhandschuhe tragen). Tofu klein würfeln.

2 In einem großen Topf 1 l Wasser aufkochen, Pilze und Kurkuma zugeben und 3 Min. köcheln lassen. Wakame und Tofu dazugeben und Topf vom Herd nehmen.

3 Misopaste mit etwas Suppe verrühren und anschließend in die Suppe rühren. Mit Pfeffer würzen, Frühlingszwiebeln zugeben und die Suppe auf vier Schalen verteilen.

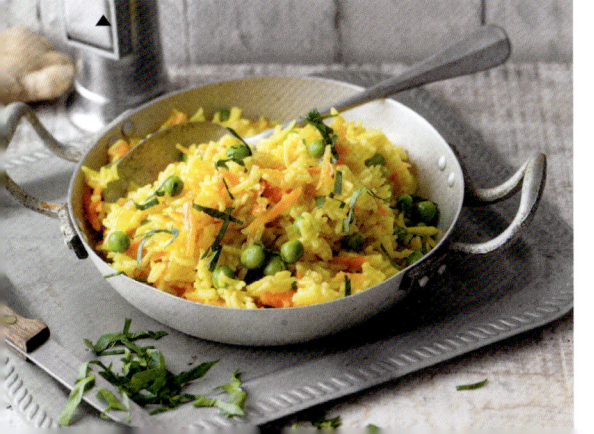

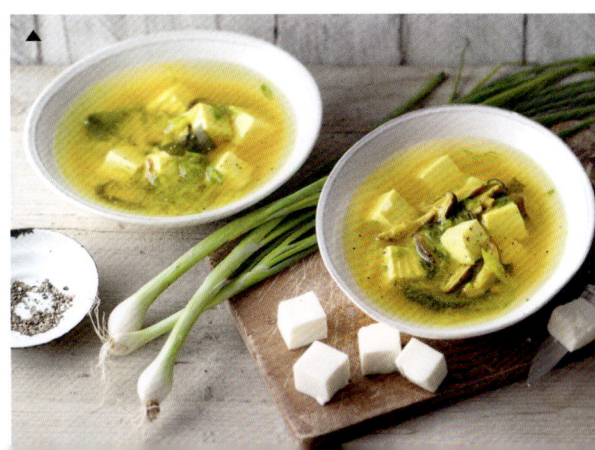

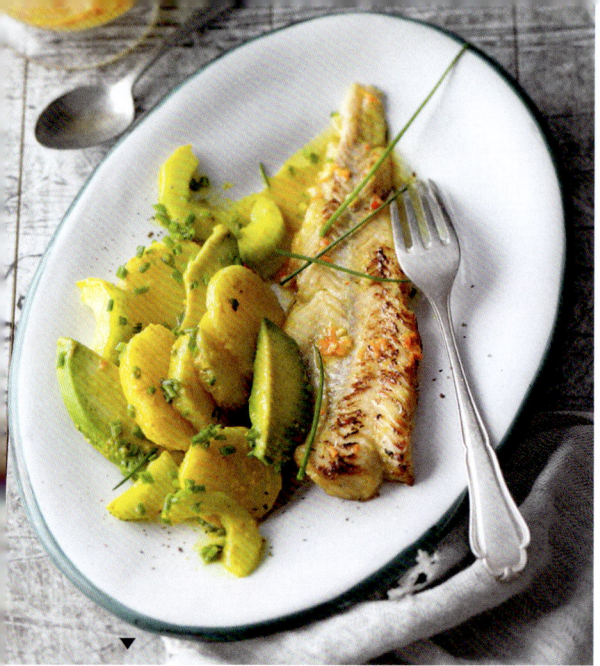

Reich an gesunden Fetten

SEELACHS MIT KARTOFFEL-AVOCADO-SALAT

4 Seelachsfilets (je ca. 125 g) | 1 Stück Kurkuma (6 cm lang) | 1 kleine Knoblauchzehe | ½ rote Chilischote | 2 Bio-Limetten | 4 EL Olivenöl | 2 TL Honig | Salz | Pfeffer
Für den Salat: 1 kg Kartoffeln (festkochend) | 150 ml Gemüsebrühe | 2 EL Olivenöl | 4 EL Apfelessig | 1 TL gemahlene Kurkuma | 1 EL körniger Senf | 1 Prise Zucker | Salz | Pfeffer | 1 Salatgurke | 1 Avocado | 1 Bund Schnittlauch

Für 4 Personen | 90 Min. Zubereitung
Pro Portion ca. 635 kcal, 31 g E, 33 g F, 50 g KH

1 Kartoffeln waschen und ca. 30 Min. kochen. Abgießen und ausdampfen lassen.
2 Inzwischen Fischfilets waschen und trocken tupfen. Kurkuma schälen und fein raspeln (Einmalhandschuhe tragen). Knoblauch schälen und fein hacken. Chilischote von weißen Trennwänden und Kernen befreien. Schote waschen und klein hacken. Limetten heiß abspülen, Schale abreiben. Limetten halbieren und auspressen.
3 Kurkuma, Knoblauch, Chili sowie Limettenschale und -saft mit 2 EL Olivenöl, Honig, Salz und Pfeffer vermischen. Fischfilets mit der Marinade einreiben und 30 Min. ziehen lassen.
4 Inzwischen Kartoffeln pellen und in Scheiben schneiden. Gemüsebrühe erhitzen und heiß mit Olivenöl, Essig, Kurkuma und Senf verrühren. Kartoffeln zugeben. Mit Zucker, Salz und Pfeffer würzen und 30 Min. ziehen lassen.
5 Inzwischen Gurke schälen, längs halbieren, entkernen und in ca. 0,5 cm dicke Scheiben schneiden. Avocado halbieren, Kern entfernen und mit einem großen Löffel das Fruchtfleisch am Stück herauslösen. Avocado in Spalten schneiden. Schnittlauch waschen, trocken schütteln und in Röllchen schneiden. Gurke, Avocado und Schnittlauch vorsichtig unter den Kartoffelsalat mischen.
6 Fisch aus der Marinade nehmen und etwas abtropfen lassen. Restliches Olivenöl in einer Pfanne erhitzen und die Fischfilets von beiden Seiten 6–8 Min. anbraten. Mit dem Kartoffel-Avocado-Salat servieren.

CHUTNEYS

Chutneys sind würzige Pasten, meist süßsauer abgeschmeckt, die in der indischen Küche einen festen Platz haben. Sie bereichern Hauptgerichte, eignen sich als Dip oder als Aufstrich auf dem Sandwich.

Ein Kurkuma-Chutney ist eine einfache Möglichkeit, Gerichte gesund aufzuwerten. Als Hauptzutat schmecken beispielsweise Pfirsiche, Aprikosen, Pflaumen, Melonen und sogar Tomaten. Das folgende Mango-Kurkuma-Chutney ist ein Klassiker und besticht vor allem durch seine Fruchtigkeit.

MANGO-KURKUMA-CHUTNEY

Zwei reife, aber noch feste Mangos schälen, vom Kern befreien und das Fruchtfleisch in einen Zentimeter große Würfel schneiden. Fruchtfleisch mit 80 Milliliter Weißweinessig, 80 Gramm Vollrohrzucker und einem Teelöffel Salz mischen.

Dann eine rote Paprika und eine Chilischote waschen und putzen. Paprika in einen Zentimeter große Würfel schneiden. Chilischote klein hacken. Eine Zwiebel schälen und ebenfalls fein hacken.

Ein zwei Zentimeter langes Stück Ingwer, ein drei Zentimeter langes Stück Kurkuma und eine Knoblauchzehe schälen und fein hacken. Mit Chili und einem knappen Teelöffel Salz mischen. Je einen Teelöffel ge-mahlenen Kreuzkümmel und Koriander untermischen und alles gut zu einer festen Paste verrühren.

Einen Esslöffel Ghee in einem Topf erhitzen, Zwiebel und Paprika bei kleiner Hitze 8 Minuten darin anbraten. Knoblauch-Gewürzpaste sowie eine Stange Zimt zufügen und alles 1 Minute anbraten. Mangomischung dazugeben, aufkochen und zugedeckt bei kleiner Hitze 30 Minuten köcheln lassen. Dabei gelegentlich umrühren. Zimtstange entfernen, Chutney abkühlen lassen und in zwei sterile Gläser à 500 Milliliter Inhalt füllen. Das Mango-Chutney schmeckt gut zu Reisgerichten, Currys, Fisch und Fleisch.

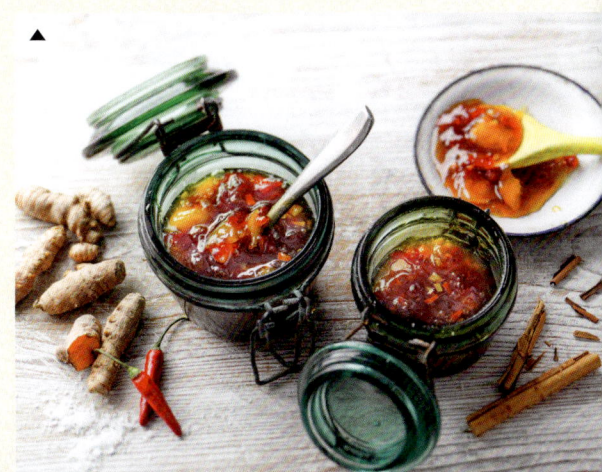

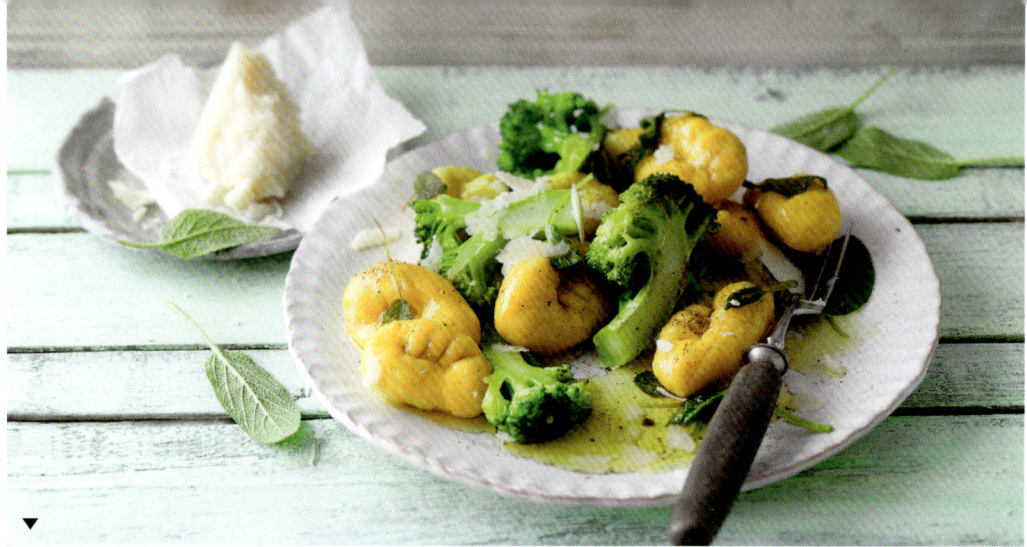

Italien lässt grüßen

KURKUMA-RICOTTA-GNOCCHI MIT BROKKOLI

400 g Brokkoli | Salz | 20 Salbeiblätter |
250 g Ricotta | 50 g Parmesan | 1 EL gemahlene
Kurkuma | 1 Eigelb | Pfeffer | 50–80 g Weizen-
mehl | 4 EL Olivenöl
Außerdem: Mehl für die Arbeitsfläche

Für 4 Personen | 40 Min. Zubereitung
Pro Portion ca. 375 kcal, 15 g E, 24 g F,
25 g KH

1 Brokkoli putzen, waschen und in Röschen teilen. In kochendem Salzwasser 5 Min. blanchieren. Abgießen, abschrecken und abtropfen lassen. Salbei waschen und trocken schütteln.
2 Überschüssige Flüssigkeit des Ricottas abgießen. Parmesan fein reiben. Ricotta, 30 g Parmesan, Kurkuma, Eigelb, 1 TL Salz und Pfeffer in
einer Schüssel verrühren. So viel Mehl zugeben,
dass die Masse bindet, aber noch eine klebrige
Konsistenz hat.
3 Reichlich Wasser in einem großen Topf mit
Salz zum Kochen bringen. Arbeitsfläche großzügig mit Mehl bestäuben. Teig mit bemehlten
Händen vorsichtig zu zwei Rollen formen (Länge
ca. 30 cm), dann in ca. 2 cm breite Stücke
schneiden. Nach Belieben für die typische
Gnocchiform die Teigstücke auf einen Gabel-
rücken legen und leicht andrücken. Dann auf
ein bemehltes Brett geben.
4 Gnocchi portionsweise im siedenden Wasser
garen, bis sie an die Oberfläche steigen. Mit einer Kelle herausheben und abtropfen lassen.
5 Olivenöl in einer großen Pfanne erhitzen.
Brokkoliröschen bei mittlerer Hitze ca. 3 Min. anbraten. Salbeiblätter und Gnocchi zugeben und
vorsichtig durchschwenken. Mit Salz und Pfeffer
würzen. Gnocchi-Gemüse-Pfanne mit restlichem
Parmesan bestreut servieren.

Viele sekundäre Pflanzenstoffe

LAUWARMER KÜRBISSALAT MIT KURKUMADRESSING

1 kg Butternuss-Kürbis | 2 EL Olivenöl | Salz | Pfeffer | ½ TL Cayennepfeffer | 250 g Baby-Blattspinat | 4 Feigen | 30 g Kürbiskerne
Für das Dressing: ½ Zitrone | 1 Knoblauchzehe | 1 Stück Kurkuma (3 cm lang) | 4 Stiele Koriandergrün | 2 EL Joghurt | 2 EL Crème fraîche | 1 TL Honig | 100 ml Olivenöl | Salz | Pfeffer
Außerdem: 1 Auflaufform

Für 4 Personen | 35 Min. Zubereitung | 20 Min. Backen
Pro Portion ca. 485 kcal, 7 g E, 39 g F, 30 g KH

1 Backofen auf 200° vorheizen. Kürbis schälen, entkernen und in ca. 2 cm große Würfel schneiden. Kürbisfruchtfleisch in eine Auflaufform geben und mit Öl, Salz, Pfeffer und Cayennepfeffer vermischen. Auf der mittleren Schiene im Backofen 20 Min. backen.

2 Inzwischen für das Dressing die Zitrone auspressen. Knoblauch schälen und fein hacken. Kurkuma schälen und fein raspeln (Einmalhandschuhe tragen). Koriander waschen, trocken schütteln, Blättchen abzupfen und in feine Streifen schneiden. Zitronensaft, Knoblauch, Joghurt, Crème fraîche, Honig und Kurkuma mit dem Stabmixer pürieren. Dabei nach und nach das Olivenöl zugeben, bis eine cremige Emulsion entsteht. Das Dressing mit Salz und Pfeffer abschmecken und den Koriander unterheben.

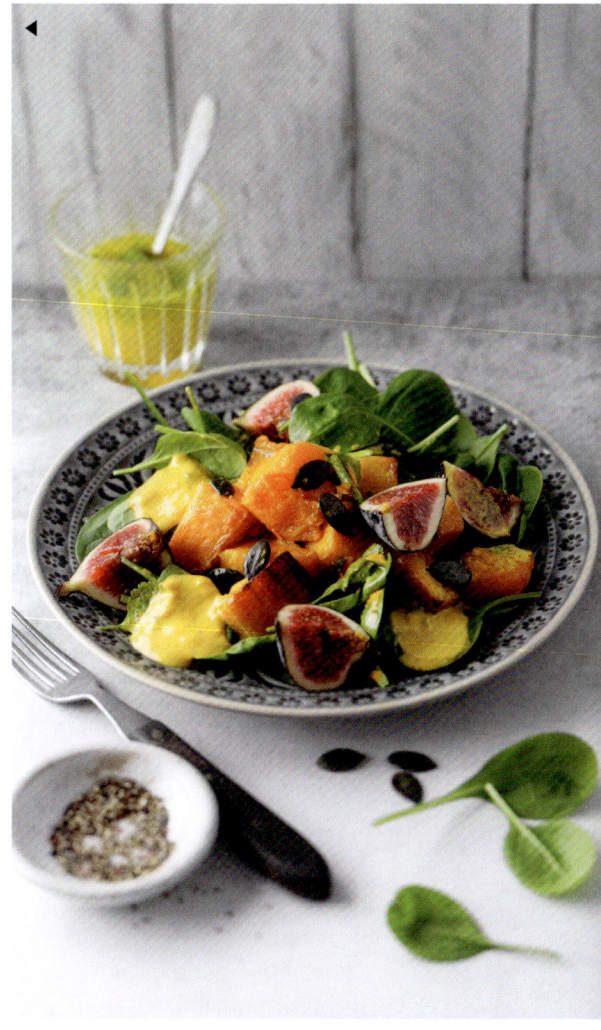

3 Blattspinat gründlich waschen und trocken schütteln. Feigen waschen und vierteln. Blattspinat anrichten, Kürbis, Feigen und Kürbiskerne darüber verteilen. Mit dem Kurkumadressing beträufeln und servieren.

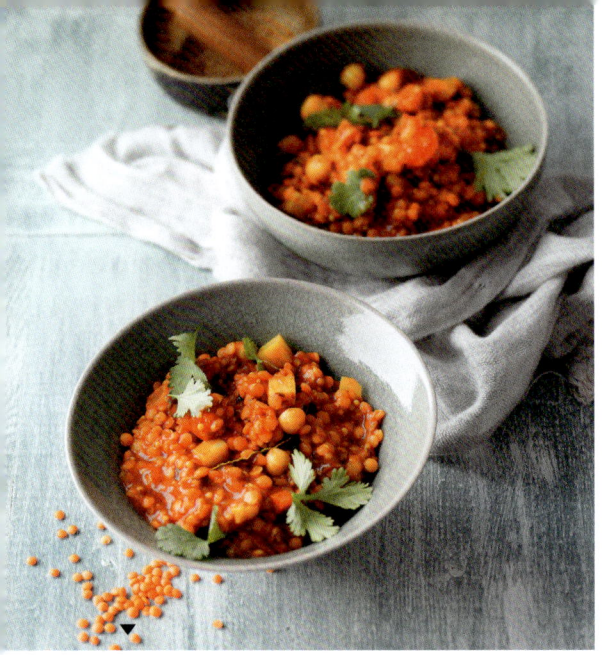

Reich an pflanzlichem Eiweiß

LINSEN-TOMATEN-DAL

1 Zwiebel | 1 Knoblauchzehe | 1 Stück Ingwer (2 cm lang) | 1 Stück Kurkuma (6 cm lang) | 3 Möhren | 4 Kartoffeln | 1 TL Koriandersamen | 1 TL Kreuzkümmelsamen | ½ TL Fenchelsamen | ½ TL Bockshornkleesamen (Methi-Samen) | 2 EL Ghee | 1 TL Senfsamen | 200 g rote Linsen | 1 l Gemüsebrühe | 800 ml passierte Tomaten | 4 Curryblätter (ersatzweise 1 Lorbeerblatt) | 1 Glas Kichererbsen (Abtropfgewicht 220 g) | ½ Zitrone | ½ Bund Koriandergrün | Pfeffer | Salz

Für 4 Personen | 45 Min. Zubereitung
Pro Portion ca. 485 kcal, 23 g E, 10 g F, 70 g KH

1 Zwiebel und Knoblauch schälen und fein hacken. Ingwer und Kurkuma schälen und fein raspeln (Einmalhandschuhe tragen). Möhren und Kartoffeln schälen und klein würfeln. Koriander-, Kreuzkümmel-, Fenchel- und Bockshornkleesamen fein mörsern.
2 Ghee in einem Topf erhitzen, Senfsamen anbraten, bis sie springen. Gemörserte Gewürze, Zwiebel, Knoblauch, Ingwer und Kurkuma zugeben und anbraten. Linsen, Möhren und Kartoffeln zufügen und mit Gemüsebrühe und passierten Tomaten aufgießen. Curryblätter zugeben, alles aufkochen und zugedeckt bei kleiner Hitze 20 Min. köcheln lassen. Gelegentlich umrühren.
3 Kichererbsen zufügen und weitere 5 Min. köcheln lassen. Zitrone halbieren und auspressen. Koriander waschen, trocken schütteln und Blätter abzupfen. Dal mit Pfeffer, Salz und Zitronensaft abschmecken. Mit Korianderblättern bestreut servieren.

INFO

DAL

Ein Dal (auch Dhal oder Daal) ist ein Klassiker der indischen Küche. Die Hauptzutaten des eiweißreichen Sattmachers sind Hülsenfrüchte wie Linsen, Bohnen oder Kichererbsen. Gewürze wie Koriander, Kreuzkümmel, Ingwer und Kurkuma runden das sämige Eintopfgericht ab.

Wertvolle Omega-3-Fettsäuren

LACHS MIT KRÄUTERKRUSTE UND MANDELBULGUR

4 Lachsfilets (je ca. 150 g) | Salz | 1 Bund gemischte Kräuter (z. B. Petersilie, Koriander, Basilikum, Minze) | 1 Stück Kurkuma (6 cm lang) | 50 g Semmelbrösel | 50 g Ghee (ersatzweise Butter) | 1 Prise Pfeffer
Für den Mandelbulgur: 200 g Bulgur | 400 ml Gemüsebrühe | 50 g Mandeln
Außerdem: 1 Auflaufform | Ghee oder Butter für die Form

Für 4 Personen | 35 Min. Zubereitung
Pro Portion ca. 835 kcal, 42 g E, 46 g F, 59 g KH

1 Backofen auf 200° vorheizen. Auflaufform ausfetten. Lachs waschen, trocken tupfen und salzen. Kräuter waschen, trocken schütteln und fein hacken, die Hälfte für den Bulgur beiseitelegen. Kurkuma schälen und fein raspeln (Einmalhandschuhe tragen). Für die Kruste Kräuter, Kurkuma, Semmelbrösel und Ghee mischen. Mit Salz und Pfeffer würzen.
2 Fischfilets in die Form legen und mit der Krustenmasse bestreichen. Im Backofen auf der mittleren Schiene 10–12 Min. backen.
3 Inzwischen Bulgur mit Gemüsebrühe aufkochen und zugedeckt bei kleiner Hitze 10 Min. köcheln lassen. Dann 5 Min. quellen lassen. Mandeln grob hacken, mit restlichen Kräutern unter den Bulgur mischen und mit Lachs servieren.

DAS PASST DAZU
Dazu passt das Kimchi von Seite 73 oder das Mango-Kurkuma-Chutney von Seite 61.
Nach Belieben können Sie den Mandelbulgur auch noch mit einem Teelöffel gemahlener Kurkuma verfeinern.

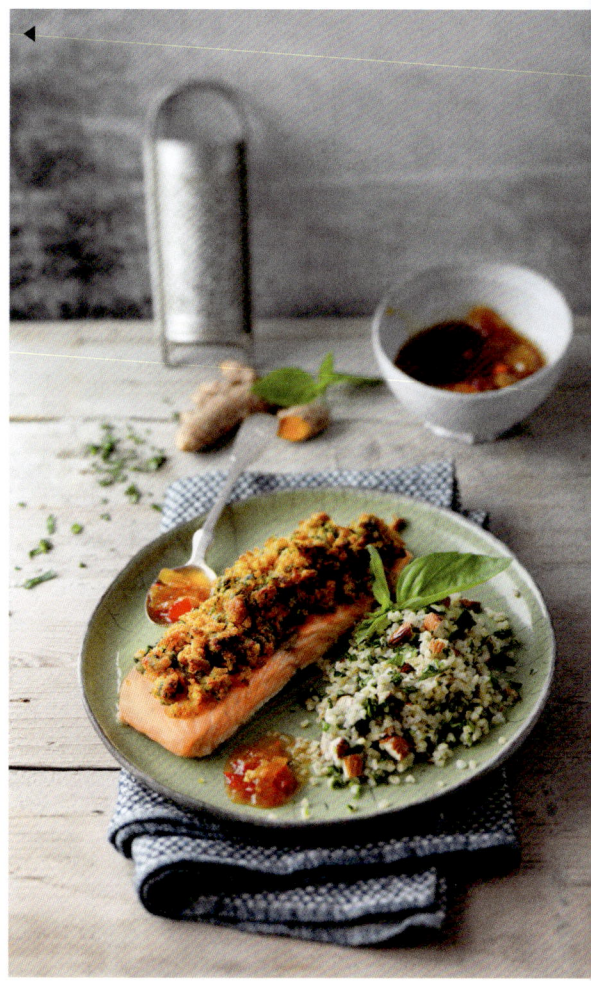

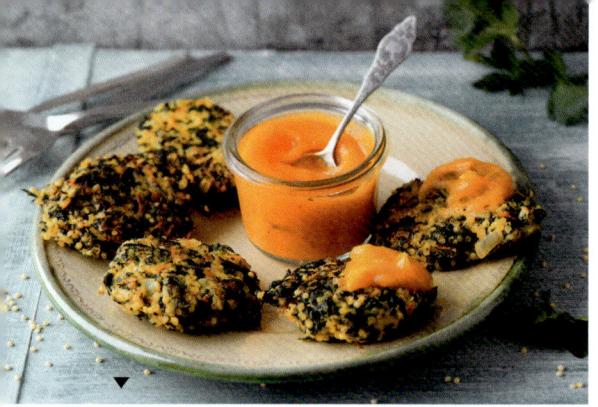

Extraviel Eisen

SPINAT-HIRSE-PUFFER MIT KURKUMA-KÜRBIS-KETCHUP

Für die Puffer: 300 g TK-Blattspinat | 80 g Hirse | Salz | ½ Bund Petersilie | 1 Zwiebel | 1 Stück Kurkuma (6 cm lang) | 100 g Bergkäse | 1 EL Ghee (ersatzweise Rapsöl) | 100 g Sahne | 100 g Crème fraîche | 4 Eier | Pfeffer | frisch geriebene Muskatnuss | 3–4 EL Semmelbrösel
Für das Ketchup: (ca. 400 ml): ½ Kürbis (400 g; Hokkaido oder Butternuss) | 1 Stück Kurkuma (4 cm lang) | 1 Stück Ingwer (2 cm lang) | ½ rote Chilischote | 2 Orangen | 1 Limette | 50 g Honig | Salz | Pfeffer
Außerdem: Ghee oder Rapsöl zum Ausbraten

Für 4 Personen (20 Puffer) |
55 Min. Zubereitung
Pro Portion ca. 805 kcal, 26 g E, 42 g F, 81 g KH

1 Für das Ketchup Kürbis schälen, entkernen und klein würfeln. Kurkuma und Ingwer schälen und fein raspeln (Einmalhandschuhe tragen). Chilischote von weißen Trennwänden und Samen befreien, waschen und fein hacken. Orangen und Limette halbieren und auspressen. Saft getrennt auffangen.

2 Honig in einem Topf erhitzen, mit Orangensaft ablöschen. Kurkuma, Ingwer, Chili und Limettensaft zugeben und 5 Min. köcheln lassen. Kürbis zufügen und bei kleiner Hitze zugedeckt 15–20 Min. köcheln lassen. Gelegentlich umrühren. Dann mit einem Stabmixer pürieren und mit Salz und Pfeffer abschmecken.

3 TK-Spinat auftauen lassen. Hirse in einem Sieb unter fließendem heißem Wasser abspülen. Mit 200 ml Salzwasser aufkochen. Bei kleiner Hitze 7–10 Min. zugedeckt köcheln lassen, vom Herd ziehen und 5 Min. quellen lassen.

4 Spinat gut ausdrücken und grob hacken. Petersilie waschen, trocken schütteln und fein hacken. Zwiebel schälen und fein hacken. Kurkuma schälen und fein raspeln (Einmalhandschuhe tragen). Bergkäse fein reiben.

5 Ghee in einer Pfanne erhitzen. Zwiebel und Kurkuma glasig anbraten, dann vom Herd nehmen. Sahne, Crème fraîche und Eier verrühren. Mit Salz, Pfeffer und Muskat würzen. Hirse, Käse, Semmelbrösel, Spinat, Petersilie und Zwiebelmischung unterrühren.

6 Ghee in der Pfanne erhitzen. Mit einem Esslöffel Bratlinge abstechen, in die Pfanne setzen und flach drücken (die Menge reicht für etwa 20 Bratlinge). Von jeder Seite in 2–3 Min. goldbraun braten. Spinat-Hirse-Puffer mit Kurkuma-Kürbis-Ketchup servieren.

Für Gäste und Familie

KARTOFFEL-ROSENKOHL-AUFLAUF MIT HUHN

600 g Kartoffeln (vorwiegend festkochend) |
Salz | 500 g Rosenkohl | 400 g Hähnchen-
brustfilet | 1 TL Rapsöl | 1½ EL gemahlene Kur-
kuma | Pfeffer | 200 g saure Sahne |
200 g Sahne | frisch geriebene Muskatnuss |
150 g Emmentaler
Außerdem: 1 Auflaufform

Für 4 Personen | 35 Min. Zubereitung |
20 Min. Backen
Pro Portion ca. 665 kcal, 43 g E, 41 g F,
29 g KH

1 Kartoffeln schälen, klein würfeln und in
Salzwasser zugedeckt bei kleiner Hitze 10 Min.
köcheln lassen. Rosenkohl putzen und ebenfalls
in Salzwasser zugedeckt bei kleiner Hitze 5 Min.
köcheln lassen. Kartoffeln und Rosenkohl abgießen und abtropfen lassen.
2 Hähnchenbrustfilet waschen, trocken tupfen
und in 3–4 cm große Würfel schneiden. Öl in einer beschichteten Pfanne erhitzen und Fleisch
5–6 Min. rundherum anbraten. Mit ½ EL Kurkuma, Salz und Pfeffer würzen.
3 Backofen auf 200° vorheizen. Saure Sahne,
Sahne und restliche Kurkuma verrühren. Mit
Muskat, Salz und Pfeffer würzen.

4 Kartoffeln, Rosenkohl und Hähnchen in der
Auflaufform verteilen. Die Sahnemischung darüber verteilen. Emmentaler reiben und darüberstreuen. Auflauf im Backofen auf der mittleren
Schiene in 20 Min. goldbraun backen.

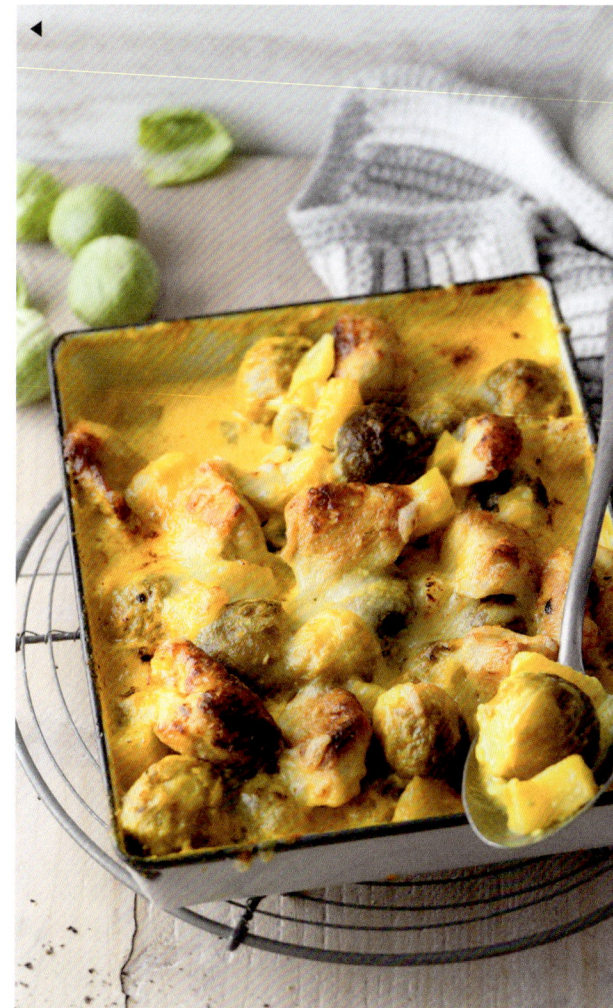

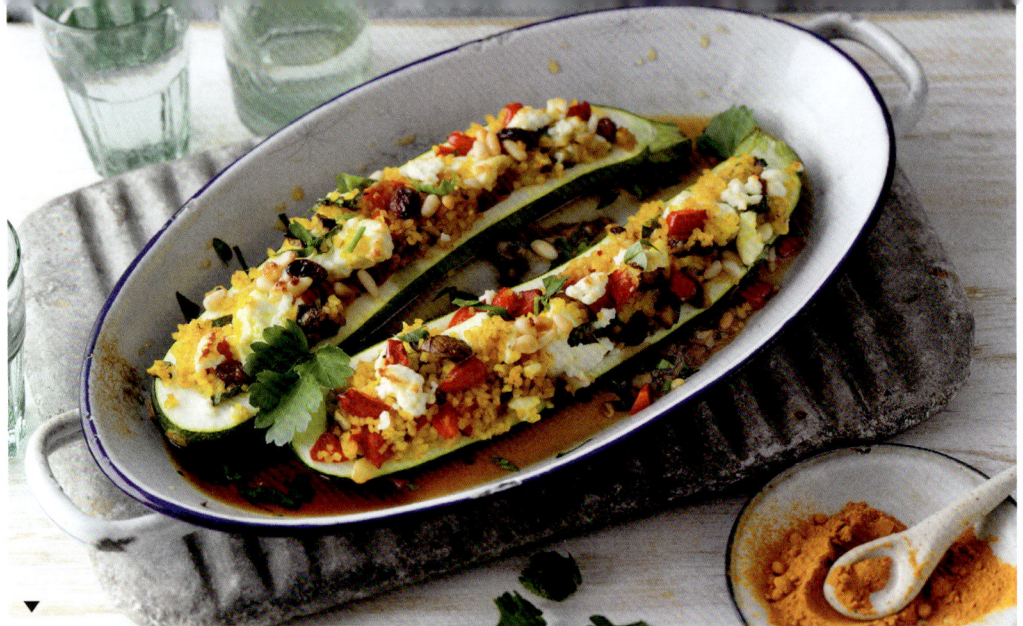

Vitamine & Ballaststoffe

GEFÜLLTE ZUCCHINI MIT BULGUR-PILAW

100 g Bulgur | Salz | 1 EL gemahlene Kurkuma | 1 rote Paprika | 150 g braune Champignons | ½ Bund Petersilie | 80 g Schafskäse (Feta) | 4 große Zucchini | 30 g Rosinen | ½ TL gemahlener Kreuzkümmel | ¼ TL Zimt | Pfeffer | 2 EL Pinienkerne | 200 ml Gemüsebrühe
Außerdem: 1 Auflaufform

Für 4 Personen | 30 Min. Zubereitung | 30 Min. Backen
Pro Portion ca. 275 kcal, 12 g E, 10 g F, 32 g KH

1 Bulgur und Kurkuma mit 200 ml Salzwasser in einen Topf geben und zum Kochen bringen. Dann zugedeckt bei kleiner Hitze 10 Min. köcheln lassen.

2 Paprika halbieren, Samen und weiße Trennwände entfernen. Hälften waschen und klein würfeln. Champignons mit einem Küchenpapier säubern und ebenfalls würfeln. Petersilie waschen, trocken schütteln und fein hacken. Schafskäse grob zerbröseln.

3 Backofen auf 200° vorheizen. Zucchini waschen, halbieren und mit einem Löffel aushöhlen. Fruchtfleisch klein hacken. Zucchini, Bulgur, Paprika, Champignons, Petersilie, Schafskäse und Rosinen mischen. Mit Kreuzkümmel, Zimt, Salz und Pfeffer würzen.

4 Zucchinihälften salzen und pfeffern, mit der Mischung füllen, mit Pinienkernen bestreuen und in eine Auflaufform setzen. Mit Gemüsebrühe aufgießen und im Backofen auf der mittleren Schiene ca. 30 Min. backen.

Gesundheit aus der Suppenterrine

QUINOA-GEMÜSE-EINTOPF

2 große Tomaten | 1 Stange Lauch | 3 Möhren |
1 Zucchino | 2 EL Olivenöl | 2 EL gemahlene
Kurkuma | 1 l Gemüsebrühe | 100 g Quinoa |
100 g Mais (Dose) | ½ Bund Basilikum | Salz |
Pfeffer

Für 4 Personen | 40 Min. Zubereitung
Pro Portion ca. 240 kcal, 7 g E, 8 g F, 31 g KH

1 Stielansätze der Tomaten entfernen. Tomaten
an der gegenüberliegenden Seite kreuzweise
einschneiden, mit Wasser überbrühen, häuten
und würfeln. Lauch putzen, gründlich waschen
und in dünne Ringe schneiden. Möhren schälen
und in Scheiben schneiden. Zucchino waschen
und ebenfalls in Scheiben schneiden.
2 Öl in einem großen Topf erhitzen und Lauch
3–4 Min. anbraten. Kurkuma zugeben und mit
Gemüsebrühe aufgießen. Tomaten, Möhren,
Zucchino und Quinoa zugeben. Aufkochen und
zugedeckt bei kleiner Hitze 15 Min. köcheln lassen. Mais zugeben, Herd ausschalten und alles
5 Min. ziehen lassen.
3 Basilikum waschen, trocken schütteln und
grob hacken. Basilikum in den Eintopf geben
und mit Salz und Pfeffer abschmecken.

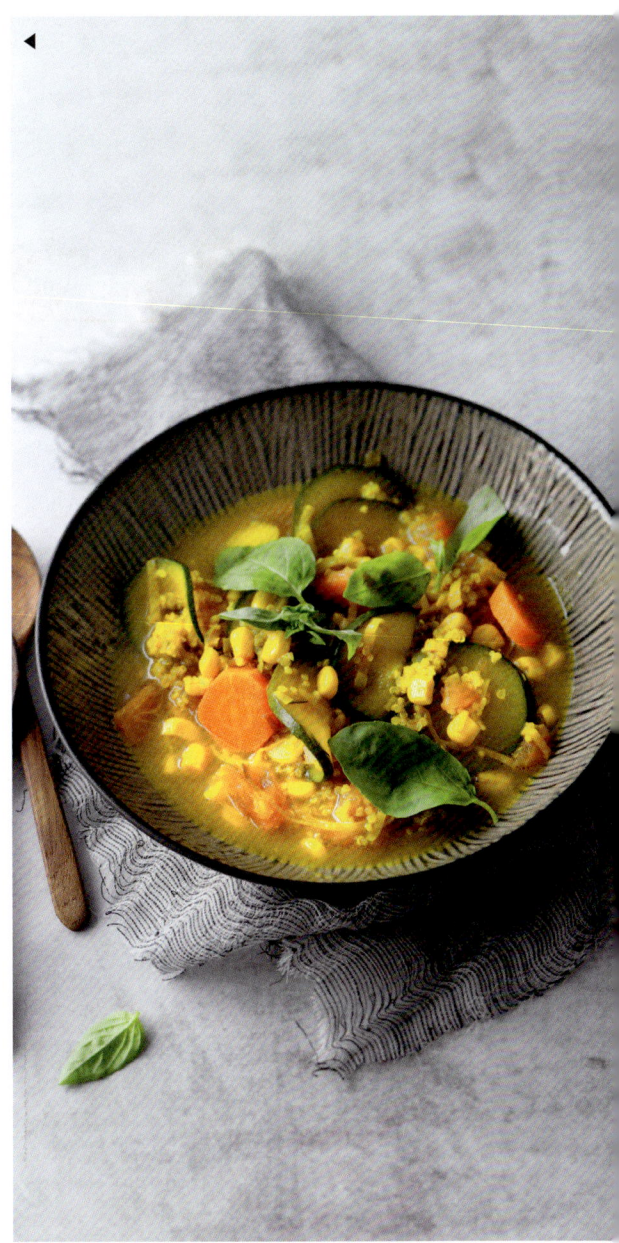

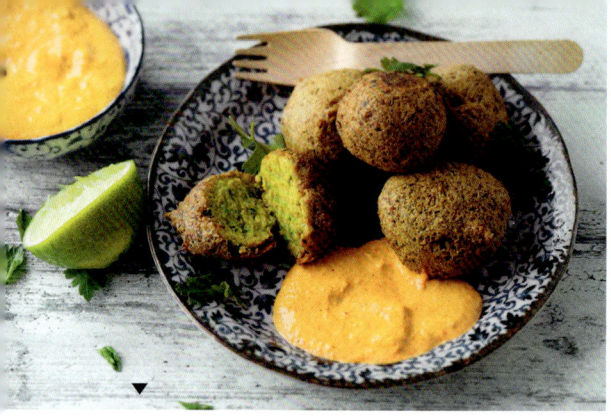

Feine arabische Küche

ERBSEN-KURKUMA-FALAFEL MIT PAPRIKA-HUMMUS

Für die Falafel: 150 g getrocknete Kichererbsen | 200 g TK-Erbsen | 1 Zwiebel | 2 Knoblauchzehen | 1 Stück Kurkuma (4 cm lang) | ½ Bund Petersilie | 1 Bio-Limette | 1 TL Natron | 1 TL gemahlener Koriander | 1 TL gemahlener Kreuzkümmel | 2 TL Salz | Pfeffer | 4 EL Semmelbrösel
Für den Paprika-Hummus: 3 rote Paprika | 1 Knoblauchzehe | 1 Stück Kurkuma (4 cm lang) | 200 g gegarte Kichererbsen (Dose) | 1 EL Tahin (Sesampaste) | 3 EL Olivenöl | Salz | Pfeffer
Außerdem: Kokosöl zum Ausbraten

Für 4 Personen (24 Falafel) | 55 Min. Zubereitung | 12 Std. Einweichen | 20 Min. Backen
Pro Portion ca. 495 kcal, 18 g E, 20 g F, 59 g KH

1 Kichererbsen in kaltem Wasser 12 Std. einweichen. Abgießen und abtropfen lassen.

2 TK-Erbsen auftauen lassen. Backofen auf 200° (Umluft mit zugeschalteter Grillfunktion) vorheizen. Backblech mit Backpapier auslegen. Für den Hummus Paprika halbieren, Samen und weiße Trennwände entfernen. Hälften waschen, mit der Schnittfläche nach unten auf das Backpapier legen und etwas flach drücken. Auf der mittleren Schiene im Backofen 15–20 Min. backen, bis die Haut dunkel ist und Blasen bildet. Aus dem Ofen nehmen, mit einem feuchten Tuch abdecken und 10 Min. abkühlen lassen. Danach die Haut abziehen und die Paprikahälften grob zerkleinern.

3 Inzwischen für die Falafel Zwiebel, Knoblauch und Kurkuma schälen (Einmalhandschuhe tragen). Alles grob klein schneiden. Petersilie waschen, trocken schütteln und hacken. Limette heiß abspülen und Schale abreiben, dann halbieren, auspressen und Saft beiseitestellen.

4 Eingeweichte Kichererbsen und Erbsen in einen Blender oder Standmixer füllen. Zwiebel, Knoblauch, Kurkuma und Petersilie zufügen und alles fein pürieren. Limettenschale, Natron, Gewürze und Semmelbrösel dazugeben, alles gut mischen und abgedeckt kühl stellen.

5 Für den Hummus Knoblauch und Kurkuma schälen und fein hacken. Vorgegarte Kichererbsen, Paprika, Knoblauch, Kurkuma, Tahin und Olivenöl mischen und cremig pürieren. Mit Limettensaft, Salz und Pfeffer abschmecken.

6 Aus der Falafelmasse mit den Händen ca. 24 Bällchen formen. Öl erhitzen und die Falafel von beiden Seiten 4–5 Min. anbraten. Mit Paprika-Hummus servieren.

Vitaminreich & sättigend

GEBRATENE UDONNUDELN MIT GRÜNKOHL

400 g Udonnudeln (japanische Weizenspa-
ghetti; Asienladen) | Salz | 30 g Cashewkerne |
2 Knoblauchzehen | 1 Stück Ingwer (3 cm
lang) | 1 Stück Kurkuma (8 cm lang) |
300 g Grünkohl | 2 gelbe und 1 rote Paprika |
1 rote Chilischote | 2 EL Ghee (ersatzweise
Sesamöl) | 1 TL gemahlener Kreuzkümmel |
Pfeffer | 5–6 EL Sojasauce | 2 TL Rohrzucker

Für 4 Personen | 25 Min. Zubereitung
Pro Portion ca. 640 kcal, 22 g E, 14 g F,
106 g KH

1 Udonnudeln in leicht gesalzenem Wasser
nach Packungsanleitung bissfest kochen.
Abgießen, abschrecken und abtropfen lassen.
Cashewkerne in einer Pfanne ohne Fett rösten
und dann grob hacken.

2 Knoblauch, Ingwer und Kurkuma schälen und
alles fein hacken (Einmalhandschuhe tragen).
Grünkohl waschen, von Strünken befreien und
in Streifen schneiden. Paprika und Chilischote
halbieren, Samen und weiße Trennwände entfernen. Hälften waschen, Paprika in Streifen
schneiden, Chilischote fein hacken.

3 Ghee in einer Pfanne erhitzen, Chili, Knoblauch, Ingwer und Kurkuma darin anschwitzen.
Grünkohl und Paprika zugeben und 3–4 Min. anbraten. Udonnudeln zugeben und weitere 3 Min.
braten. Mit Kreuzkümmel, Pfeffer, Sojasauce,

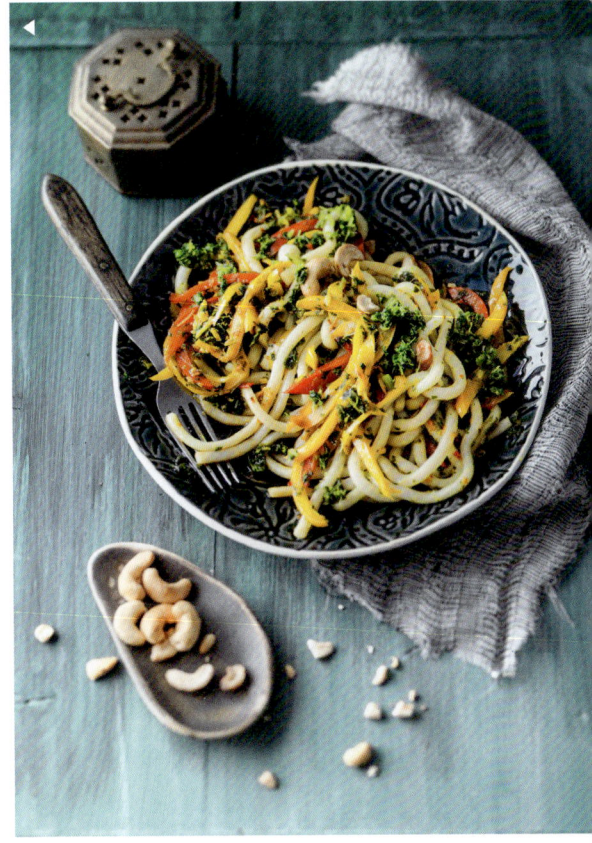

Rohrzucker und nach Belieben Salz abschmecken. Mit Cashewkernen bestreut servieren.

VARIANTE

Wenn Sie keinen frischen Grünkohl bekommen, können Sie tiefgefrorene Grünkohl-
nuggets verwenden. Einfach auftauen, ausdrücken und wie im Rezept beschrieben
zubereiten. Die Udonnudeln können Sie
auch durch Spaghetti Ihrer Wahl ersetzen.

HALTBARKEIT DURCH FERMENTATION

Gemüse haltbar zu machen, um vitaminversorgt durch den Winter zu kommen, hat in vielen Kulturen Tradition. Eine Möglichkeit der Haltbarmachung ist die Fermentation durch Bakterien, Pilze oder Enzyme.

Der Klassiker hierzulande ist Weißkohl, der durch Milchsäuregärung zu Sauerkraut wird. In Korea wird Kimchi zubereitet. Der gegorene Chinakohl passt zu Nudel- und Reisgerichten, Fisch, Fleisch und Salaten. In Korea wird er fast zu jeder Mahlzeit serviert.

GESUNDE PROBIOTIKA

Fermentiertes Gemüse ist für die Gesundheit besonders wertvoll, denn beim Gären werden Zucker und Stärke, die im Gemüse stecken, in gesunde Bakterien, sogenannte Probiotika, umgewandelt. Probiotika bringen die Darmflora ins Gleichgewicht, und das wirkt sich nicht nur positiv auf die Verdauung, sondern auf das gesamte Wohlbefinden aus. Zusätzlich erhöht Fermentieren die Wirksamkeit der sekundären Pflanzenstoffe, die die Zellen stärken.

JOGHURT, KEFIR, SAUERTEIG

Auch Joghurt entsteht durch Fermentation: Bakterien verdicken die Milch. Ebenso Kefir, ein kohlensäurehaltiges Getränk, das mithilfe des Kefirpilzes entsteht. Und auch bei Sauerteig sorgen Milchsäurebakterien und Hefe für einen Gärprozess.

KIMCHI SELBER MACHEN

Am Beispiel der koreanischen Spezialität Kimchi stellen wir Ihnen auf Seite 73 den Vorgang der Fermentation, der Gärung unter Ausschluss von Luft, vor. Die Zubereitung des Goldenen Kimchi mit Kurkuma dauert etwa eine halbe Stunde, der Fermentationsprozess fünf Tage.

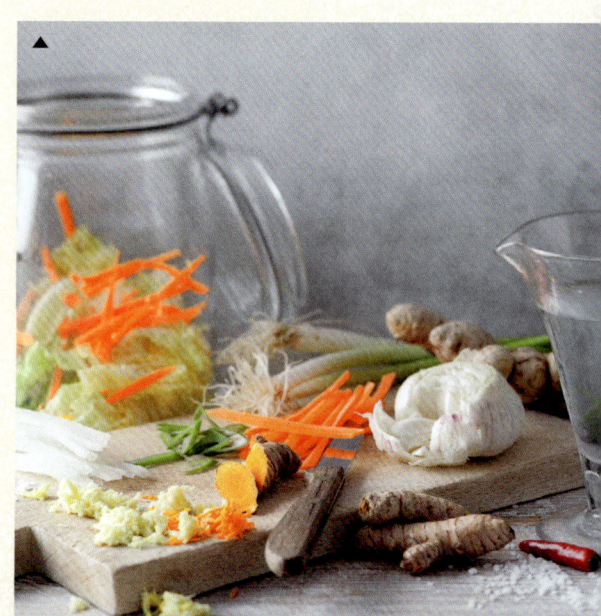

Vitaminspeicher aus Korea

GOLDENES KIMCHI

50 g feines Meersalz | ½ Chinakohl (400 g) |
2 Möhren | 100 g Rettich | 2 Frühlingszwie-
beln | 2 Knoblauchzehen | 1 Stück Kurkuma
(5 cm lang) | 1 Stück Ingwer (2 cm lang) | 1 klei-
ne rote Chilischote

Für 500 ml | 35 Min. Zubereitung | 12 Std.
Kühlen | 5 Tage Fermentieren
Pro Portion ca. 50 kcal, 2 g E, 1 g F, 8 g KH

1 Salz in 1 l warmem Wasser auflösen und abkühlen lassen. Inzwischen Chinakohl längs halbieren, waschen und Strunk entfernen. Blätter in
ca. 2 cm breite Streifen schneiden. Chinakohl in
die Salzlösung geben und mit einem Teller so
beschweren, dass der Kohl mit Salzwasser bedeckt ist. 12 Std. kühl stellen.

2 Möhren und Rettich schälen und in feine Stif-
te schneiden. Frühlingszwiebeln putzen, waschen und in feine Ringe schneiden. Knoblauch,
Kurkuma und Ingwer schälen (Einmalhandschuhe tragen). Knoblauch fein hacken. Kurkuma
und Ingwer fein reiben. Chilischote halbieren,
Samen und weiße Trennwände entfernen, Hälften waschen und fein hacken. Alles vermischen.

3 Chinakohl abgießen, das Salzwasser dabei
auffangen. Chinakohl mit der Gemüsemischung
vermengen. In ein sauberes Gefäß mit Deckel
(am besten aus Glas und mit Bügelverschluss)
füllen. Die Mischung fest nach unten drücken,
damit sich keine Luftblasen bilden. Mit dem auf-
gefangenen Salzwasser bis 4 cm unter den Rand

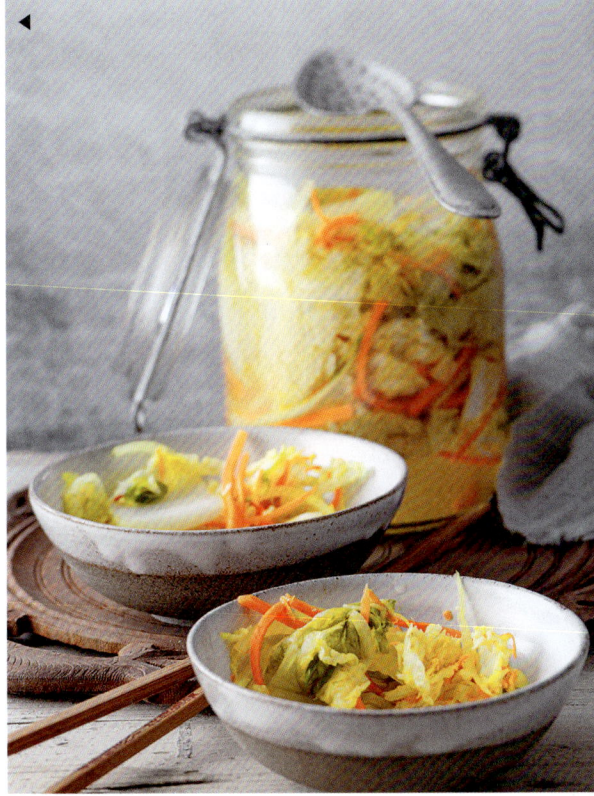

des Gefäßes aufgießen. Mit einem Gewicht (eine
Plastiktüte oder ein kleineres Gefäß mit Wasser
gefüllt) beschweren, damit das Gemüse immer
mit Flüssigkeit bedeckt ist.

4 Deckel so locker auf die Öffnung legen, dass
die Gärgase noch entweichen können. Das Kimchi 5 Tage bei Zimmertemperatur fermentieren
lassen. Täglich kontrollieren, ob das Gemüse
noch mit Flüssigkeit bedeckt ist.

5 Kimchi nach der Fermentation servieren oder
fest verschlossen kühl und dunkel lagern.

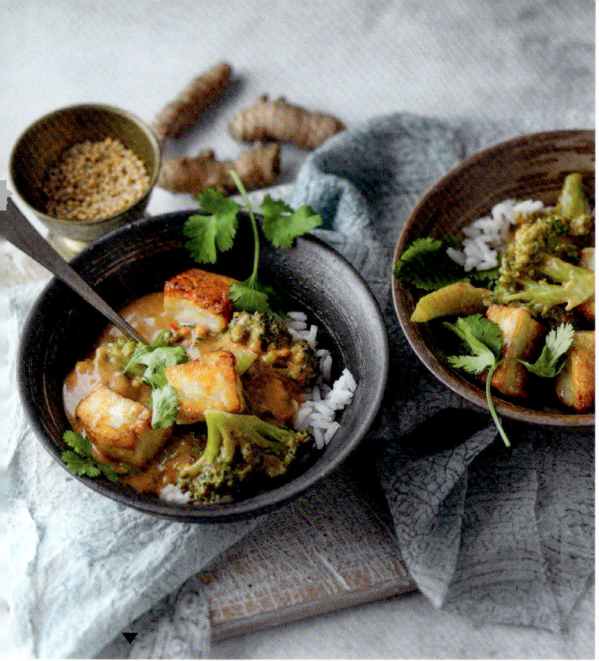

Indische Gewürzvielfalt

BROKKOLI-KURKUMA-MASALA MIT HALLOUMI

1 Brokkoli | 1 Knoblauchzehe | 1 Zwiebel |
1 Stück Kurkuma (4 cm lang) | 1 Stück Ingwer
(2 cm lang) | 1 rote Chilischote | 200 g Hallou-
mi (ersatzweise anderer Grillkäse) |
200 g Basmatireis | Salz | 2 EL Ghee | 2 TL gel-
be Senfkörner | 1 TL Kreuzkümmelsamen |
2 EL Tomatenmark | 2 TL gemahlener Korian-
der | 400 g Kokosmilch | 2 TL Tamarindenpas-
te | Pfeffer | 1 TL Zucker | ½ Bund Koriander

Für 4 Personen | 45 Min. Zubereitung
Pro Portion ca. 690 kcal, 24 g E, 40 g F,
57 g KH

1 Brokkoli waschen, putzen und in kleine Röschen teilen. Knoblauchzehe, Zwiebel, Kurkuma
und Ingwer schälen und alles fein hacken (Einmalhandschuhe tragen). Chilischote halbieren,
Samen und weiße Trennwände entfernen, Hälften waschen und fein hacken. Halloumi in Würfel schneiden.
2 Basmatireis in einem Topf mit 400 ml Salzwasser bei kleiner Hitze ca. 10 Min. köcheln lassen, dann 5 Min. quellen lassen. Übriges Wasser
gegebenenfalls abgießen.
3 1 EL Ghee in einer Pfanne erhitzen, Senfkör-
ner dazugeben und anbraten, bis sie springen.
Zwiebel und Knoblauch zufügen und kurz anschwitzen. Kreuzkümmel, Kurkuma, Ingwer und
Chili hinzugeben und 1 Min. braten. Tomaten-
mark einrühren und mit Koriander würzen. Kokosmilch dazugießen und aufkochen lassen.
Brokkoli zugeben und bei kleiner Hitze
ca. 8 Min. köcheln lassen, der Brokkoli sollte
noch bissfest sein.
4 Inzwischen in einer kleinen Pfanne restliches
Ghee erhitzen und Halloumi in ca. 4 Min. knusprig braten, dann herausnehmen.
5 Tamarindenpaste in die Sauce einrühren und
Sauce nochmals 2 Min. köcheln lassen. Mit Salz,
Pfeffer und Zucker abschmecken. Koriander
waschen, trocken schütteln, grob hacken und
ebenfalls unter die Sauce rühren.
6 Brokkoli-Kurkuma-Masala auf Basmatireis
anrichten und mit Halloumiwürfeln servieren.

VARIANTE
Statt Käse können Sie Tofu verwenden.

Mit Veggie-Steaks

BLUMENKOHLSTEAKS MIT COLESLAW IM BURGER

1 Blumenkohl (ca. 1 kg) | 6 EL Olivenöl |
3 TL Kurkumapaste ▸ **siehe Seite 40** (ersatzwei-
se 2 TL gemahlene Kurkuma) | ½ TL gemahle-
ner Kreuzkümmel | Salz | Pfeffer
Für den Coleslaw: 500 g Rotkohl | Salz |
2 Möhren | 2 Schalotten | 100 ml Buttermilch |
½ EL gemahlene Kurkuma | 3 EL Olivenöl |
2 EL Apfelessig | 1 EL körniger Senf | 1 TL Ho-
nig | Pfeffer | ½ Bund Petersilie
Für die Burger: 4 Burger-Brötchen oder Cia-
batta-Brötchen | 4 Blätter Kopfsalat | Kimchi
oder Mango-Chutney nach Belieben

Für 4 Personen | 35 Min. Zubereitung |
25 Min. Backen
Pro Portion ca. 465 kcal, 12 g E, 27 g F,
42 g KH

1 Für den Coleslaw Rotkohl putzen und in feine
Streifen hobeln oder schneiden. Rotkohl mit
½ TL Salz kräftig durchkneten, damit er saftig
wird. Möhren schälen und raspeln. Schalotten
schälen und in Ringe schneiden. Rotkohl, Möhren und Schalotten mischen.
2 Buttermilch, Kurkuma, Öl, Essig, Senf und Honig verquirlen. Mit dem Rotkohlsalat mischen
und alles kräftig mit Salz und Pfeffer abschmecken. Coleslaw 30 Min. ziehen lassen. Petersilie
waschen, trocken schütteln, grob hacken und
untermischen.

3 Backofen auf 200° vorheizen. Backblech mit
Backpapier auslegen. Blumenkohl von den Blät-
tern befreien, waschen und trocken tupfen. Mit
einem scharfen Messer das Stielende abschneiden, sodass der Kopf intakt bleibt. Den Blumenkohl vertikal in vier dicke Scheiben à 2 cm
schneiden. Reste beiseitelegen.
4 Olivenöl, Kurkumapaste und Kreuzkümmel
verrühren. Blumenkohlsteaks mit Salz und Pfeffer würzen und mit der Marinade einpinseln.
Blumenkohlreste in kleine Röschen teilen und
ebenfalls marinieren. Alles auf das Backblech legen und auf der mittleren Schiene im Backofen
20–25 Min. backen.
5 Brötchen halbieren, Schnittfläche anrösten.
Salat waschen und abtrocknen. Untere Hälfte
der Brötchen mit je einem Salatblatt belegen,
etwas Coleslaw daraufgeben, Blumenkohlsteak
daraufsetzten und nach Belieben Kimchi ▸ **siehe
Seite 73** oder Mango-Chutney ▸ **siehe Seite 61**
darauf verteilen. Mit der oberen Brötchenhälfte
zudecken und mit Blumenkohlröschen und dem
restlichen Coleslaw servieren.

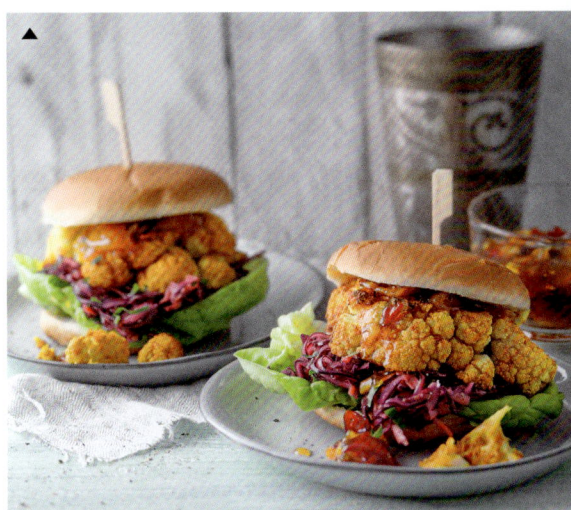

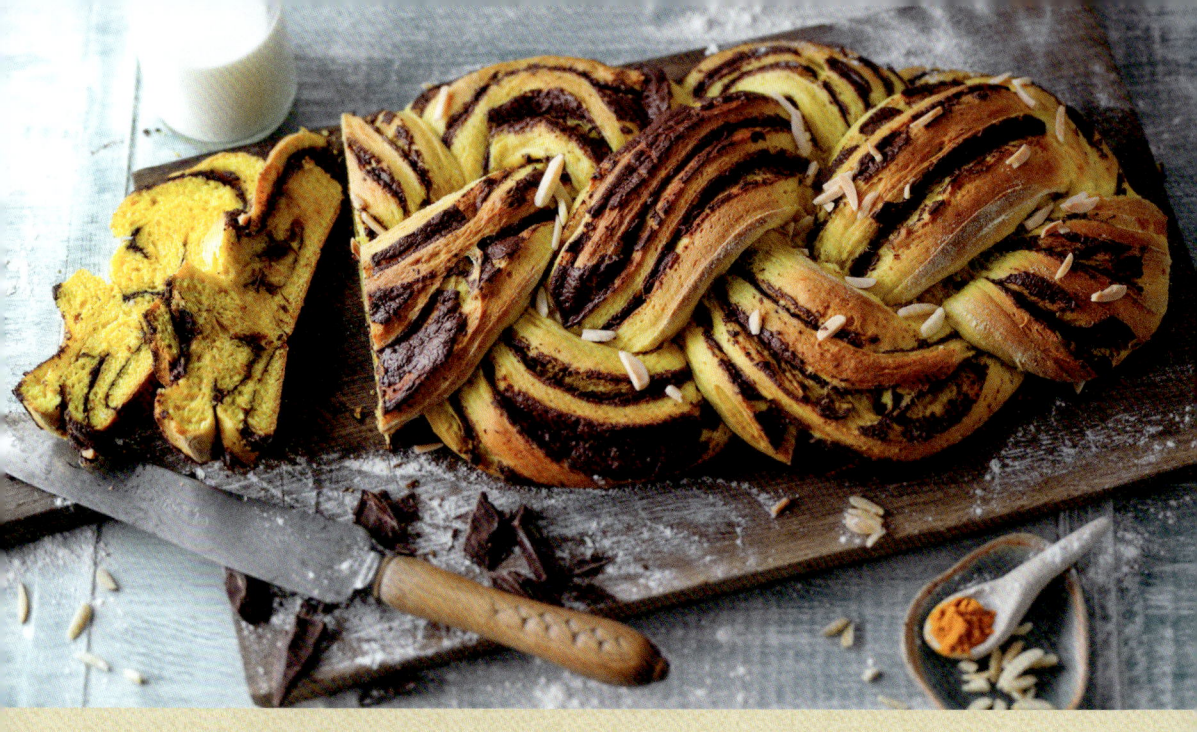

SÜSSES GOLD

Kurkuma bereichert auch das süße Finale eines jeden Menüs. Denn die aromatische Knolle harmoniert wunderbar mit anderen Gewürzklassikern der Dessertküche wie Zimt, Kardamom und Vanille. Probieren Sie auch einmal die Kombination mit Schokolade zum Beispiel in einem Hefezopf mit Schokofüllung. Eine Extraportion Energie spendet Ihnen ein Bananen-Haselnuss-Riegel, den Sie auch unterwegs genießen können. Bei nahenden Erkältungen können gesunde Kurkuma-Fruchtgummis helfen. Und an heißen Tagen verschafft sonnengelbes »Goldene Milch«-Eis Ihnen köstliche Abkühlung. Sollte Ihnen der leicht scharfe Geschmack von Kurkuma in Süßspeisen anfangs zu dominant vorkommen, gönnen Sie sich eine langsame Eingewöhnung und reduzieren Sie die in den Rezepten angegebene Kurkumamenge zunächst etwas.

Perfekt fürs Sonntagsfrühstück

GOLDENER HEFEZOPF MIT SCHOKOFÜLLUNG

Für den Hefeteig: 500 g Weizenmehl |
1 ½ EL gemahlene Kurkuma | 250 ml Milch |
12 g frische Hefe | 130 g Zucker | 1 Prise Salz |
1 Eigelb (M) | 60 g weiche Butter
Für die Füllung: 250 g Zartbitter-Schokolade |
50 g Butter
Außerdem: 30 g Mandelstifte | Mehl für die
Arbeitsfläche

Für 1 Zopf (12 Scheiben) | 45 Min. Zuberei-
tung | 90 Min. Gehenlassen | 35 Min. Backen
Pro Scheibe ca. 410 kcal, 8 g E, 19 g F, 51 g KH

1 Mehl in eine Schüssel sieben, Kurkuma zugeben und verrühren. Milch erhitzen, bis sie lauwarm ist. In die Mitte des Mehls eine Mulde drücken. Hefe hineinbröseln und 2 EL Zucker
darüberstreuen. Milch über die Hefe gießen und
mit etwas Mehl vom Rand der Mulde zu einem
Vorteig verrühren. Zugedeckt an einem warmen
Ort 30 Min. gehen lassen.

2 Salz, Eigelb, Butter und restlichen Zucker zugeben und mit den Händen oder einem Hand-
rührgerät mit Knethaken zu einem geschmeidigen Teig verarbeiten. Zugedeckt an einem
warmen Ort nochmals 60 Min. gehen lassen.

3 Für die Füllung Schokolade grob zerkleinern,
mit Butter in eine Schüssel geben und über dem
Wasserbad schmelzen. Backofen auf 180° vorheizen. Backblech mit Backpapier auslegen.

4 Teig nochmals durchkneten und halbieren.
Eine Hälfte auf einer leicht bemehlten Arbeitsfläche zu einem Rechteck (ca. 30×20 cm) ausrollen. Mit der Hälfte der Schokoladenmasse bestreichen, dabei rundherum einen schmalen
Rand frei lassen. Teig längs zu einem Strang auf-
rollen und vorsichtig auf eine Länge von
ca. 40 cm ausrollen. Strang längs halbieren –
die Füllung ist jetzt zu sehen und gibt dem Zopf
die gewünschte schokoladige Oberfläche. Beide
Stränge längs parallel auf das Backpapier legen.
Mit der zweiten Teighälfte ebenso verfahren.
Jetzt liegen vier Stränge parallel auf dem Backpapier. Nochmals kurz kalt stellen.

5 Zum Flechten das Backblech längs auf die Arbeitsfläche stellen und alle vier Teigstränge am
oberen Ende fest zusammendrücken. Mit dem
rechten Strang (Strang 1) beginnen. Strang 1
über Strang 2 legen, damit wird Strang 1 zu
Strang 2. Nun Strang 3 über Strang 2 legen. Zuletzt kommt Strang 4 unter Strang 3. Das Zopf-
muster dann wieder von vorne mit Strang 1 beginnen, bis der gesamte Teig geflochten ist.
Zuletzt die vier Enden fest zusammendrücken.
Den Schokozopf mit Mandelstiften bestreuen
und im Backofen auf der mittleren Schiene
30–35 Min. backen.

▸ **siehe Foto Seite 76**

SCHÖNE SCHEIBEN

Den Hefezopf sollten Sie vor dem Servieren
abkühlen lassen. Besonders gleichmäßige
Scheiben bekommen Sie, wenn Sie ihn mit
einem Elektromesser schneiden.

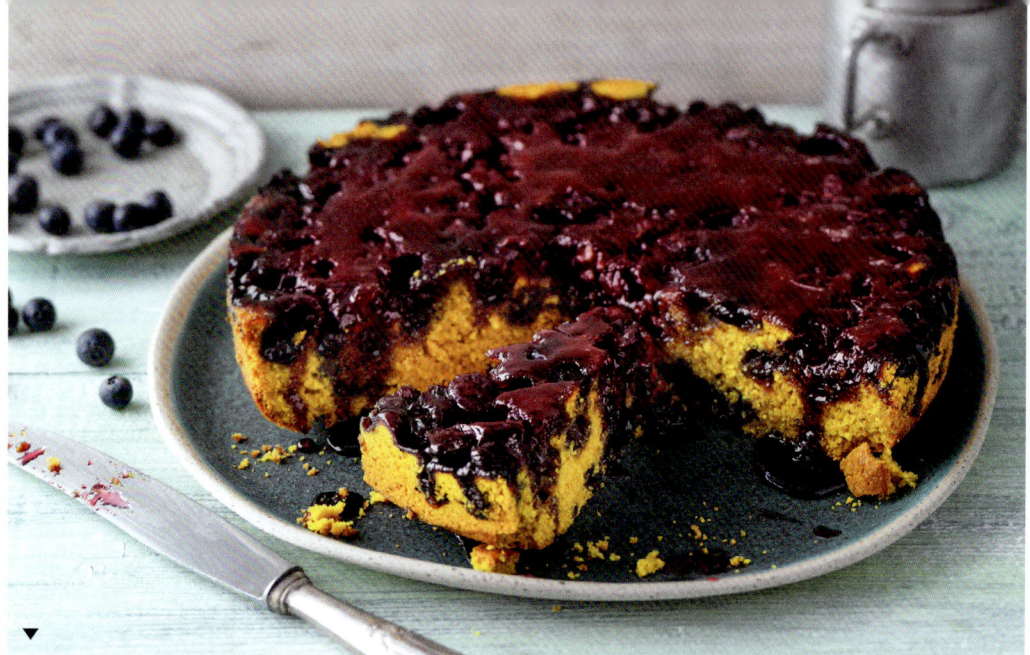

Intensive Farbenpracht

BLAUBEER-KURKUMA-KUCHEN »UPSIDE DOWN«

500 g Blaubeeren (frisch oder TK) | 250 g Zucker | 2 Bio-Orangen | 2 Eier (M) | 150 ml mildes Olivenöl | 100 g Instant-Polenta | 230 g Weizenmehl | 2 TL gemahlene Kurkuma | 2 TL Backpulver | ½ TL Salz
Außerdem: 1 Springform (∅ 24 cm) | Butter für die Form

Für 1 Kuchen (12 Stück) | 35 Min. Zubereitung | 55 Min. Backen
Pro Stück ca. 335 kcal, 4 g E, 15 g F, 45 g KH

1 TK-Beeren gegebenenfalls etwas antauen lassen. Frische Blaubeeren verlesen und waschen. Backofen auf 180° vorheizen. Springform mit Backpapier auslegen und ausfetten. 50 g Zucker gleichmäßig in der Form verteilen. Blaubeeren darüber verteilen.

2 Orangen heiß abspülen, von einer Orange die Schale vorsichtig abreiben. Orangen halbieren und auspressen. Eier, restlichen Zucker und Orangenschale 4–5 Min. verrühren, bis eine dicke Masse entsteht. 150 ml Orangensaft und Olivenöl zufügen und gründlich verrühren. Polenta, Mehl, Kurkuma, Backpulver und Salz mischen. Mehlmischung unter die Eiermasse rühren und in die Form füllen. Auf der mittleren Schiene im Backofen 50–55 Min. backen.

3 Mit einem Holzstäbchen prüfen, ob der Teig durchgebacken ist. Kuchen in der Form 5 Min. abkühlen lassen, dann aus der Form lösen. Vorsichtig umdrehen und das Backpapier abziehen.

Es muss nicht immer Torte sein

MÖHREN-KURKUMA-COOKIES

2 Möhren (ca. 100 g) | 50 g Mandeln |
100 g Rohrzucker | 1 Päckchen Vanillezucker |
80 ml Rapsöl | 1 Ei (M) | 200 g Dinkelmehl
(Type 630) | 75 g Haferflocken | 2 TL gemahlene Kurkuma | ½ TL Backpulver | ¼ TL frisch geriebene Muskatnuss | ¼ TL Salz |
50 g Rosinen

Für 12 Cookies | 20 Min. Zubereitung |
16 Min. Backen
Pro Stück ca. 225 kcal, 5 g E, 10 g F, 28 g KH

1 Backofen auf 180° vorheizen. Zwei Backbleche mit Backpapier auslegen. Möhren schälen, Enden abschneiden und fein raspeln. Mandeln grob hacken.

2 Zucker, Vanillezucker und Öl verrühren. Ei zugeben und 3 Min. unterrühren. Mehl, Haferflocken, Kurkuma, Backpulver, Muskatnuss und Salz vermischen. Abwechselnd mit den Möhren in die Zucker-Ei-Masse mischen und alles zu einem festen Teig verarbeiten. Zuletzt Rosinen und Mandeln unterheben.

3 Für die Cookies je 1 gehäuften EL Teig auf das Backpapier setzen (sechs Stück pro Backblech) und auf der mittleren Schiene im Backofen in 14–16 Min. golden backen.

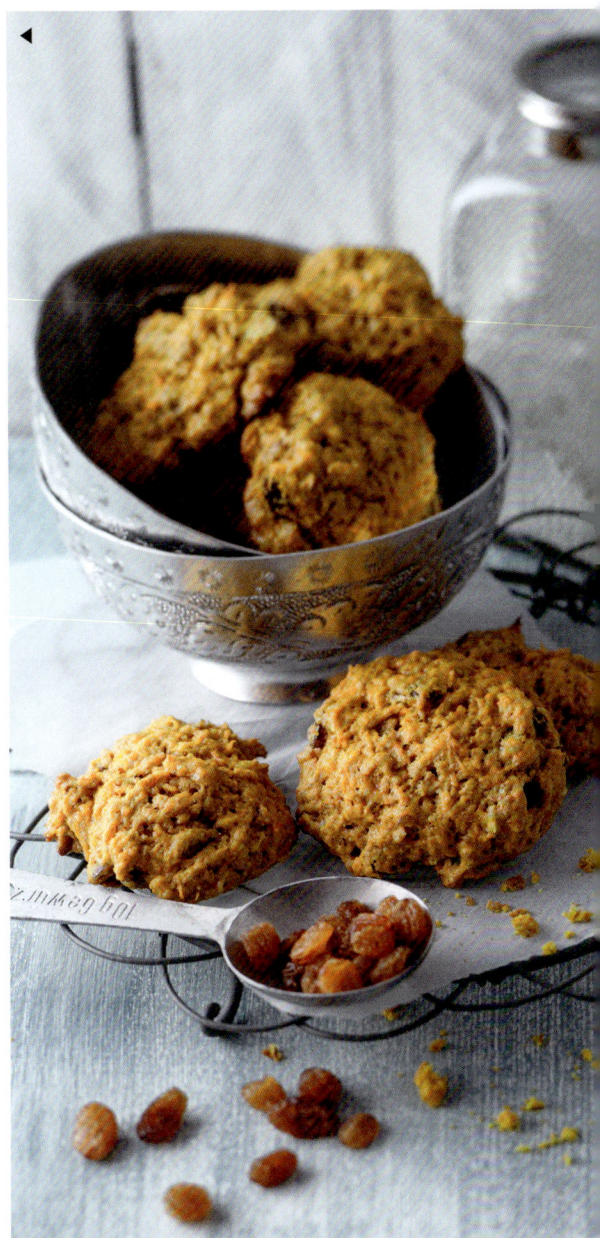

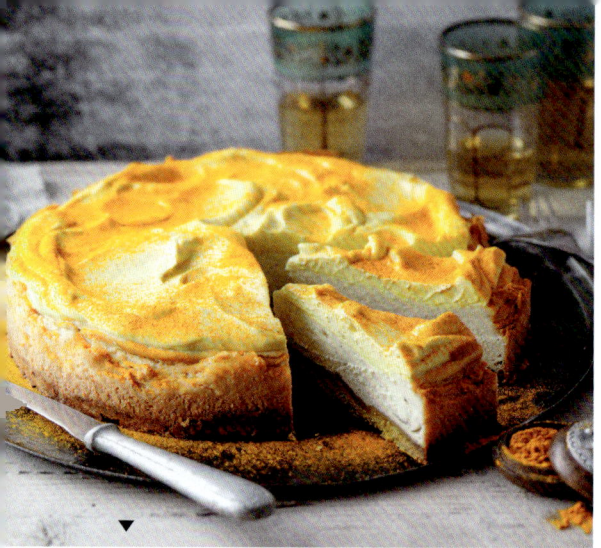

Würziger Klassiker für die Kaffeetafel

CHAI-CHEESECAKE MIT KURKUMA-HONIG-FROSTING

Für den Boden: 170 g Weizenmehl | 50 g Zucker | 1 Ei (M) | 1 Prise Salz | 75 g Butter | 1 Msp. Zimtpulver | 1 Msp. gemahlener Kardamom
Für die Käsemasse: 600 g Frischkäse (Doppelrahmstufe) | 250 g Mascarpone | 100 g Zucker | 3 Eier (M) | 1 Vanilleschote | 1 EL Speisestärke | 3 TL gemahlener Ingwer | 3 TL gemahlener Kardamom | 1 TL Zimt | ½ TL gemahlene Nelken | ¼ TL gemahlener Pfeffer | 1 Prise Salz
Für das Frosting: 400 g Crème fraîche | 2 EL gemahlene Kurkuma | 30 g Honig
Außerdem: 1 Springform (24 cm ⌀) | Butter für die Form | Mehl für die Arbeitsfläche | ca. 500 g Hülsenfrüchte (z. B. Linsen oder Kichererbsen) zum Vorbacken des Teigs | gemahlene Kurkuma

Für 1 Kuchen (12 Stück) | 45 Min. Zubereitung | 45 Min. Backen | 13 Std. Kühlen
Pro Stück ca. 560 kcal, 8 g E, 45 g F, 31 g KH

1 Alle Zutaten für den Boden in der angegebenen Reihenfolge in eine Schüssel geben und rasch zu einem Teig verarbeiten. Teig 30 Min. kühl stellen.

2 Springform ausfetten. Backofen auf 180° vorheizen. Teig auf bemehlter Arbeitsfläche ausrollen und in die Form legen. Dabei etwa 3–4 cm Rand formen. Boden mehrmals mit einer Gabel einstechen, mit Backpapier belegen und die Hülsenfrüchte daraufgeben. Dann im Backofen auf der mittleren Schiene 15 Min. blind vorbacken. Aus dem Ofen nehmen, Hülsenfrüchte und Backpapier entfernen und Form kühl stellen. Backofentemperatur auf 160° reduzieren.

3 Frischkäse und Mascarpone mischen und cremig rühren, Zucker unterrühren. Eier nach und nach dazugeben und gut verrühren. Vanilleschote mit einem scharfen Messer längs aufschlitzen und Mark herauskratzen, Speisestärke, Vanillemark und restliche Gewürze mischen und unter die Masse rühren. Käsekuchenmasse auf dem Kuchenboden verteilen. Im Backofen auf der mittleren Schiene 45 Min. backen. Backofen ausschalten und den Cheesecake bei leicht geöffneter Tür (Kochlöffel zwischen Tür und Ofen stecken) 60 Min. abkühlen lassen.

4 Für das Topping Crème fraîche, Kurkuma und Honig glatt rühren. Auf dem Käsekuchen verteilen und in ca. 12 Std. im Kühlschrank fest werden lassen. 15 Min. vor dem Servieren aus dem Kühlschrank holen und mit Kurkuma bestreuen.

Power-Praline
KURKUMA-ENERGIEKUGELN

100 g Kokosmehl | 1 EL gemahlene Kurkuma |
½ EL gemahlener Ingwer | ¼ TL gemahlener
Pfeffer | 60 g Cashewmus (ersatzweise weißes
Mandelmus) | 60 g Honig (ersatzweise Ahorn-
sirup) | 3 EL Kokosöl
Außerdem: Kokosraspel

Für 16 Kugeln | 15 Min. Zubereitung |
30 Min. Kühlzeit
Pro Stück ca. 75 kcal, 2 g E, 5 g F, 5 g KH

1 Alle Zutaten rasch zu einem geschmeidigen
Teig verarbeiten (Einmalhandschuhe tragen).
Teig in Folie gewickelt 30 Min. kühl stellen.

2 Kokosraspel auf einem Teller verteilen. Aus
der Teigmasse mit den Händen walnussgroße
Kugeln formen und in den Kokosraspeln wälzen.

ENERGIE AUF VORRAT

Gekühlt sind die Energiekugeln etwa eine
Woche haltbar. Sie können sie auch portionsweise tiefkühlen. Bei Bedarf einfach aus
dem Tiefkühlfach nehmen, kurz auftauen
und genießen.

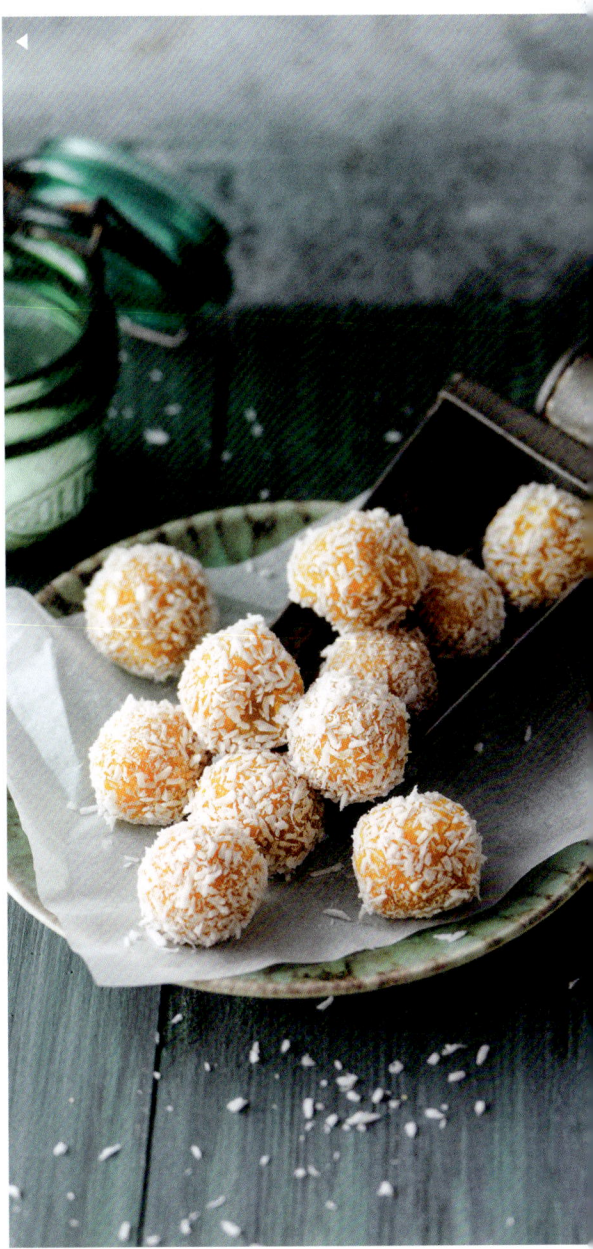

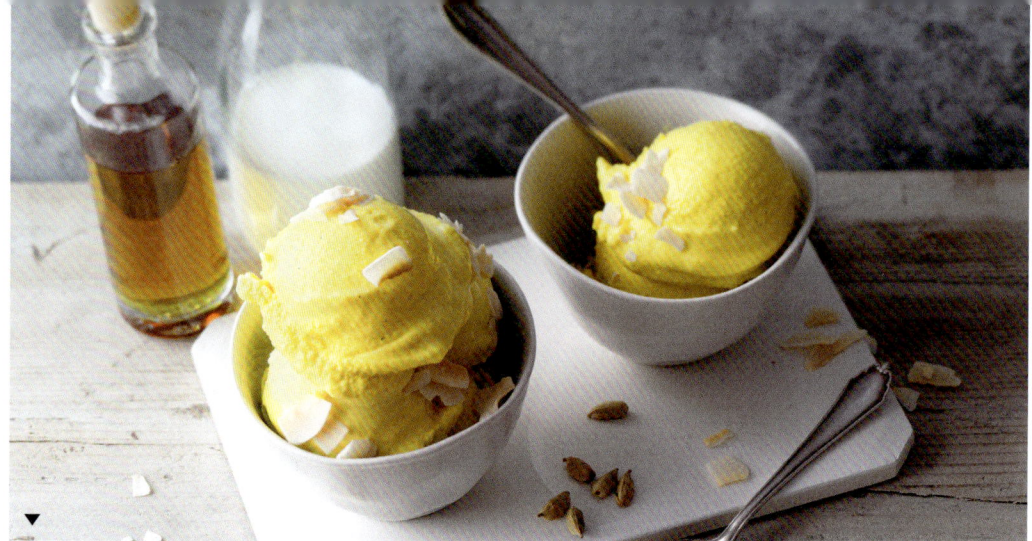

Vegan

»GOLDENE MILCH«-EIS MIT KOKOS

400 g Kokosmilch | 100 g Kokosmus |
100 g Agavendicksaft | 200 g Pflanzensahne |
4 TL Kurkumapaste ▶ **siehe Seite 40** | ½ TL Zimt |
¼ TL gemahlener Kardamom | 1 Prise Pfeffer |
1 ½ TL Johannisbrotkernmehl (Biosupermarkt) | 4 EL Kokoschips
Außerdem: Eismaschine oder Plastikbehälter | Eiswaffeln nach Belieben

Für 800 ml (ca. 6 Portionen) | 20 Min. Zubereitung | 8 Std. Tiefkühlen
Pro Portion ca. 410 kcal, 4 g E, 35 g F, 18 g KH

1 Kokosmilch und Kokosmus in einem Topf erwärmen, bis sich gegebenenfalls der feste Teil der Kokosmilch aufgelöst hat. Agavendicksaft, Sahne, Kurkumapaste, Gewürze und Johannisbrotkernmehl zufügen und nochmals aufkochen. Die Masse dann auf Zimmertemperatur abkühlen lassen.

2 Masse in der Eismaschine nach Bedienungsanleitung cremig gefrieren lassen. Alternativ die Eismasse in einer gekühlten Plastikdose mindestens 8 Std. tiefkühlen. Für mehr Cremigkeit nach etwa 1–2 Std. das Eis gut mit einem Schneebesen oder einem Stabmixer aufmixen. Dies während des Gefriervorgangs ca. alle 30–60 Min. wiederholen.

3 Kokoschips in einer Pfanne ohne Fett rösten. Eis in Eiswaffeln oder Schüsselchen füllen und mit Kokoschips bestreut servieren.

CREMIGER GENUSS

Durch das Unterschlagen von Luft während des Gefrierens entsteht ein besonders cremiges Eis ohne Kristalle. Servieren Sie das Eis mit frischer Ananas, Melone oder Mango. Auch Beeren passen hervorragend.

Erfrischend & knusprig

»GOLDENE MILCH«-EIS MIT MANDELKROKANT

Für das Eis: 1 Vanilleschote | 100 g Puderzucker | 1 EL gemahlene Kurkuma | 1 Prise Pfeffer | 2 Eier (M) | 250 g Sahne
Für den Mandelkrokant: 100 g Mandelstifte | ca. 60 g Zucker
Außerdem: Eismaschine oder Plastikbehälter | Backpapier | Eiswaffeln nach Belieben

Für 800 ml Eis (ca. 6 Portionen) | 25 Min. Zubereitung | 8 Std. Tiefkühlen
Pro Portion ca. 370 kcal, 7 g E, 25 g F, 31 g KH

1 Vanilleschote mit einem scharfen Messer längs aufschlitzen und das Mark herauskratzen. Puderzucker, Kurkuma, Vanillemark und Pfeffer mischen. Eier aufschlagen und ca. 5 Min. schaumig schlagen, bis eine weißliche Masse entsteht. Puderzuckermischung langsam unterrühren. Sahne zugießen und alles gut verrühren.
2 Masse in der Eismaschine nach Bedienungsanleitung cremig gefrieren lassen. Alternativ die Eismasse in einer gekühlten Plastikdose mindestens 8 Std. tiefkühlen. Für mehr Cremigkeit nach etwa 1–2 Std. das Eis gut mit einem Schneebesen oder einem Stabmixer aufmixen. Dies während des Gefriervorgangs ca. alle 30–60 Min. wiederholen.
3 Für den Krokant Mandeln in einer Pfanne ohne Fett unter Rühren rösten. Zucker esslöffelweise dazugeben. Dabei immer erst Zucker zugeben, wenn der Zucker in der Pfanne vollständig karamellisiert ist. So fortfahren, bis die Mandeln vollständig mit Zucker ummantelt sind. Mandeln auf Backpapier abkühlen lassen und anschließend grob hacken.
4 Eis in Eiswaffeln oder Schüsselchen füllen und mit Mandelkrokant bestreut servieren.

VARIANTE
Für ein goldenes Topping den Mandelkrokant mit gemahlener Kurkuma verfeinern.

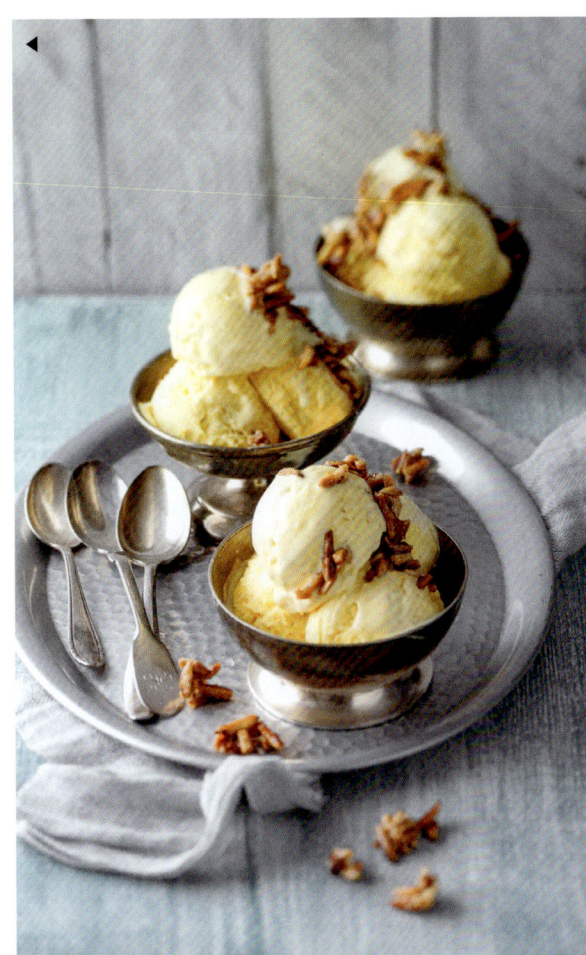

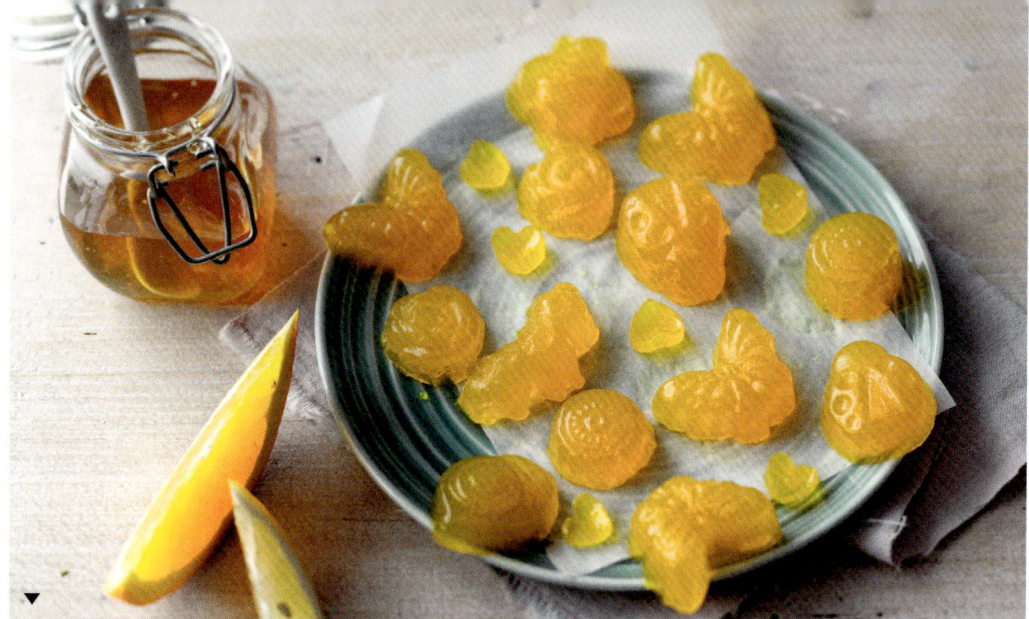

Für Groß & Klein

KURKUMA-FRUCHTGUMMIS

1 Stück Kurkuma (4 cm lang) | 1 Stück Ingwer
(1 cm lang) | 2 Orangen | 1 Zitrone |
1 Prise Pfeffer | 60 ml Honig | 2 TL Agar-Agar
Außerdem: Silikonform

Für ca. 500 ml (10 Portionen) | 45 Min. Zube-
reitung | mind. 8 Std. Kühlen
Pro Portion ca. 60 kcal, 1 g E, 1 g F, 11 g KH

1 Silikonform ins Tiefkühlfach stellen. Kurkuma
und Ingwer schälen und fein raspeln (Einmalhandschuhe tragen). Orangen und Zitrone halbieren und auspressen.
2 In einem Topf 200 ml Wasser, Kurkuma, Ingwer, Orangen- und Zitronensaft (zusammen
ca. 200 ml), Pfeffer und Honig aufkochen und
bei kleiner Hitze zugedeckt 10 Min. köcheln las-

sen. Vom Herd nehmen, durch ein feines Sieb
gießen und wieder in den Topf füllen.
3 Agar-Agar mit 100 ml kaltem Wasser anrühren. Dabei darauf achten, dass keine Klümpchen
entstehen. In den Topf geben, unter ständigem
Rühren aufkochen und ca. 5 Min. kochen lassen.
4 Silikonform aus dem Tiefkühlfach holen und
für den anschließenden Transport auf ein Brett
oder Tablett stellen. Flüssigkeit in die Form füllen. Mindestens 8 Std. kühl stellen. Fruchtgummis dann aus der Form lösen und gekühlt in einem luftdichten Behälter aufbewahren.

VARIANTE

Wenn Sie einen Entsafter haben, können Sie
Kurkuma und Ingwer auch entsaften und als
Saft zu den anderen Zutaten geben. So erhalten die Fruchtgummis einen noch intensi-
veren Geschmack.

Dessertklassiker mit Joghurt

PANNACOTTA MIT HIMBEERCOULIS

1 Vanilleschote | 200 g Sahne | 2 TL Kurkuma-
paste ▸ **siehe Seite 40** | 1 Prise Pfeffer |
60 ml Agavendicksaft | 1 TL Agar-Agar |
200 g Joghurt | 500 g Himbeeren
Außerdem: 4 Förmchen

Für 4 Personen | 20 Min. Zubereitung |
2 Std. Kühlen
Pro Portion ca. 280 kcal, 5 g E, 18 g F, 22 g KH

1 Vanilleschote mit einem scharfen Messer
längs aufschlitzen und das Mark herauskratzen.
Mit 150 g Sahne in einen Topf geben. Kurkumapaste, Pfeffer und 30 ml Agavendicksaft zugeben, aufkochen und bei kleiner Hitze ca. 4 Min.
köcheln lassen. Dabei immer wieder umrühren.
2 Agar-Agar mit der restlichen Sahne glatt anrühren und unter die gekochte Sahne mischen.
Weitere 3–4 Min. köcheln lassen.
3 Die Sahnemischung etwas abkühlen lassen
und den Joghurt unterrühren. In die Förmchen
füllen und ca. 2 Std. kühl stellen.
4 Himbeeren vorsichtig waschen und trocken
tupfen. 100 g schöne Beeren beiseitelegen.
Restliche Himbeeren mit restlichem Agavendicksaft pürieren, nach Belieben durch ein Sieb
streichen, um die Kerne zu entfernen.
5 Pannacotta aus den Förmchen lösen und
stürzen. Mit Himbeercoulis und frischen Himbeeren servieren.

UNFALLFREI STÜRZEN

Sollte die Pannacotta sich nicht gut lösen,
tauchen sie das Förmchen kurz in heißes
Wasser. Dann können sie das Dessert unver-
sehrt stürzen.

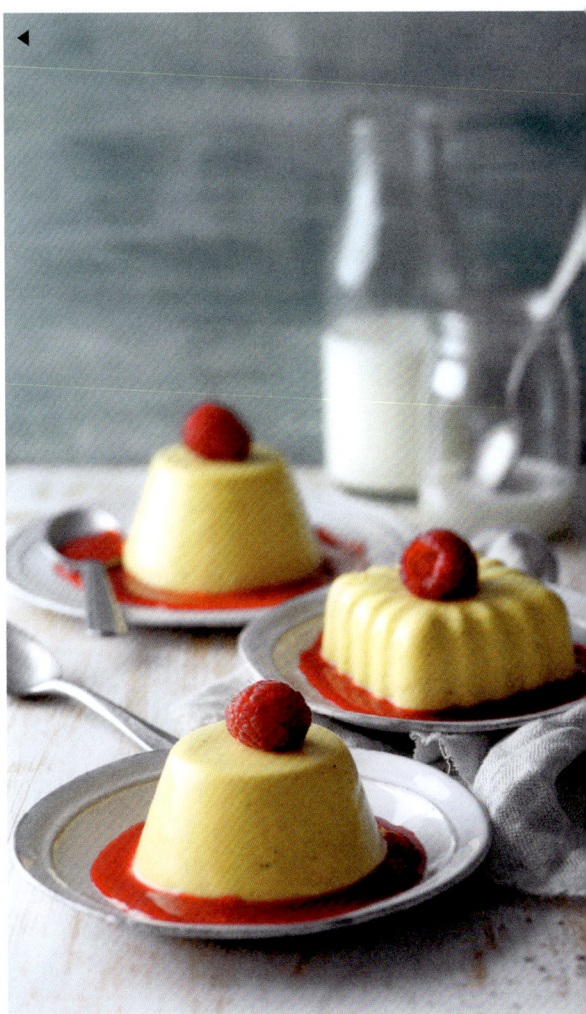

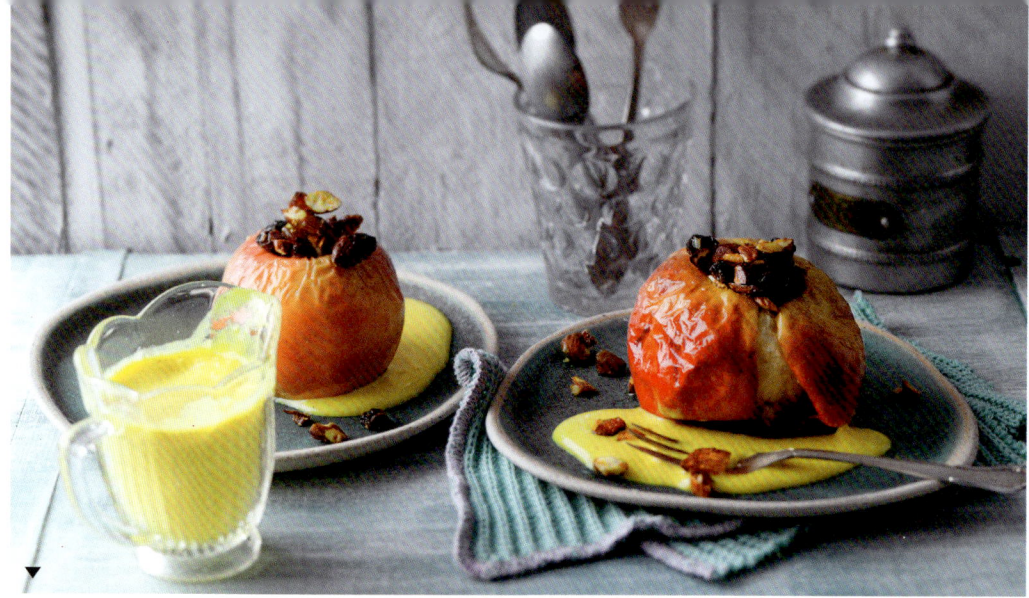

Für gemütliche Winterabende

KURKUMA–BRATAPFEL MIT VANILLESAUCE

Für die Bratäpfel: 30 g Mandeln | 2 EL Rosinen | 4 EL Agavendicksaft | ½ TL Zimt | 1 TL gemahlene Kurkuma | 1 Prise Pfeffer | 30 g Ghee (ersatzweise Kokosöl) | 4 große säuerliche Äpfel (z. B. Cox Orange, Jonagold)
Für die Vanillesauce: 500 ml Milch (ersatzweise Pflanzendrink) | 1 TL gemahlene Vanille | 1 TL Kurkumapaste ▶ **siehe Seite 40** | 2 EL Agavendicksaft | 2 TL Johannisbrotkernmehl (Biosupermarkt)
Außerdem: 1 Auflaufform | Ghee für die Form

Für 4 Personen | 30 Min. Zubereitung | 25 Min. Backen
Pro Portion ca. 330 kcal, 6 g E, 19 g F, 33 g KH

1 Backofen auf 200° vorheizen. Auflaufform ausfetten. Mandeln hacken und mit Rosinen, Agavendicksaft, Zimt, Kurkuma, Pfeffer und Ghee mischen.
2 Äpfel waschen und abtrocknen. Kerngehäuse ausstechen. Rosinen-Nuss-Mischung in die Höhlung füllen. Äpfel in die Auflaufform setzen und auf der mittleren Schiene im Backofen 20–25 Min. backen.
3 Inzwischen für die Vanillesauce Milch, Vanille, Kurkumapaste, Agavendicksaft und Johannisbrotkernmehl verquirlen. In einen Topf geben und bei kleiner Hitze erwärmen. Unter Rühren aufkochen und zu den Bratäpfeln servieren.

FÜR DIE PLANUNG

Die Vanillesauce können Sie auch schon am Vortag zubereiten. Vor dem Servieren einfach kurz erwärmen und dann mit den Kurkuma-Bratäpfeln genießen.

Genüsslich frühstücken

ANANAS-KURKUMA-KONFITÜRE

1 Ananas (ca. 1,2 kg; ca. 500 g Fruchtfleisch) | 1 Stück Kurkuma (5 cm lang) | 1 Stück Ingwer (2 cm lang) | 1 Prise Pfeffer | 250 g Gelierzucker (2:1)
Außerdem: 2 sterile Gläser (à 250 ml) mit Schraubverschluss

Für 500 ml | 30 Min. Zubereitung
Pro Portion ca. 65 kcal, 0 g E, 0 g F, 14 g KH

1 Das Grün der Ananas abschneiden. Ananas längs vierteln, schälen und den Strunk heraus-schneiden. Die Augen großzügig entfernen. Das Fruchtfleisch der Ananas klein würfeln. Kurkuma und Ingwer schälen und fein raspeln (Einmal-handschuhe tragen).

2 Ananas mit Kurkuma, Ingwer und Pfeffer pü-rieren. Mit Gelierzucker in einem Topf mischen. Unter Rühren aufkochen und 4 Min. sprudelnd kochen lassen. Dabei immer wieder sorgfältig den Schaum abschöpfen.

3 Ananaskonfitüre heiß in saubere Gläser fül-len. Diese verschließen und 10 Min. auf den De-ckel stellen. Gläser umdrehen und vollständig abkühlen lassen.

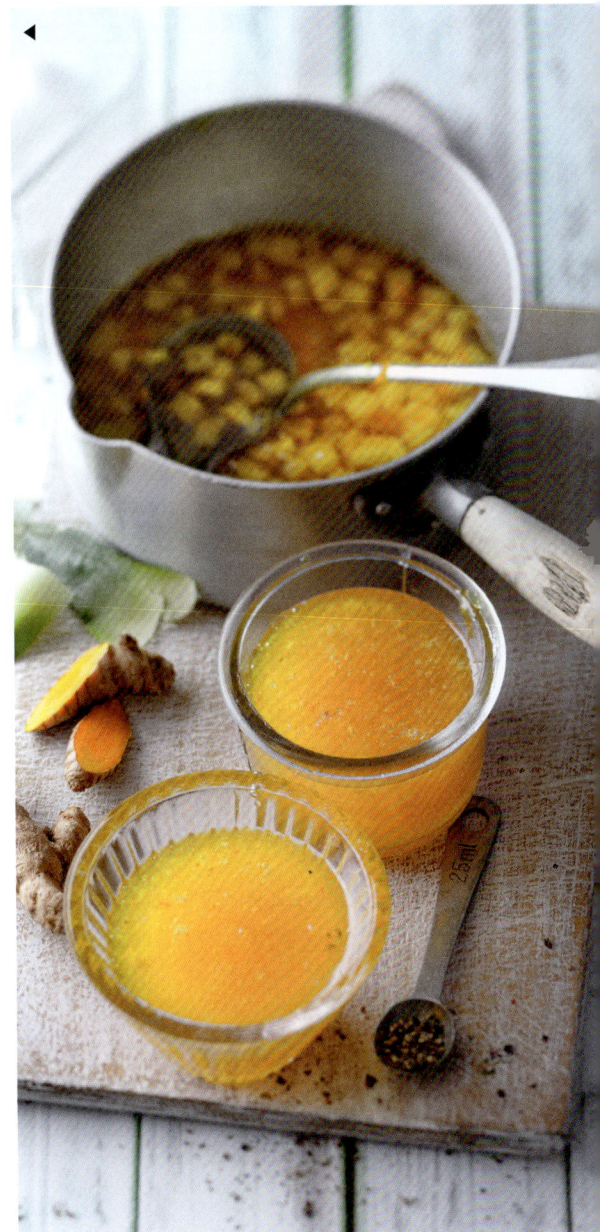

Knuspriges für zwischendurch

BANANEN-HASELNUSS-MÜSLIRIEGEL

50 g Haselnusskerne | 120 g Haferflocken |
1 Banane | 1 Ei | 80 g Erdnussmus | 80 ml Honig | 40 g Dinkel-Vollkornmehl | 1 TL Backpulver | 2 TL gemahlene Kurkuma | ½ TL gemahlene Vanille | 1 Prise Salz | 1 Prise Pfeffer | 100 g getrocknete Cranberrys | 50 g Cornflakes (ungesüßt)
Außerdem: quadratische Auflaufform (Seitenlänge 23 cm) | Butter oder Ghee für die Form

Für 16 Riegel | 20 Min. Zubereitung |
28 Min. Backen
Pro Stück ca. 155 kcal, 4 g E, 6 g F, 20 g KH

1 Backofen auf 175° vorheizen. Ein Backblech mit Backpapier auslegen. Haselnüsse grob hacken. Nüsse und Haferflocken auf dem Backpapier verteilen und im Backofen auf der mittleren Schiene in 8 Min. knusprig backen. Herausnehmen und abkühlen lassen.

2 Banane schälen und mit einer Gabel zerdrücken. Das Ei in einer Schüssel verquirlen, Banane zugeben und gut vermischen. Erdnussmus, Honig, Mehl, Backpulver, Kurkuma, Vanille, Salz und Pfeffer zufügen und mit der Haferflocken-Nuss-Mischung zu einer homogenen Masse verrühren. Cranberrys und Cornflakes unterrühren.

3 Auflaufform mit Backpapier auslegen oder ausfetten. Müslimasse in die Form füllen, glatt streichen und im Backofen auf der mittleren Schiene 20 Min. backen. Alternativ Backpapier zur gewünschten Größe falten, auf ein Backblech legen und die Müslimasse zum Backen darauf verteilen. Nach dem Backen komplett auskühlen lassen und in Riegel schneiden.

FÜR DEN VORRAT

Die Müsliriegel sind in Butterbrotpapier luftdicht verpackt etwa fünf Wochen haltbar. Sie können sie auch portionsweise tiefkühlen. Bei Bedarf einfach aus dem Tiefkühlfach nehmen, auftauen lassen und genießen.

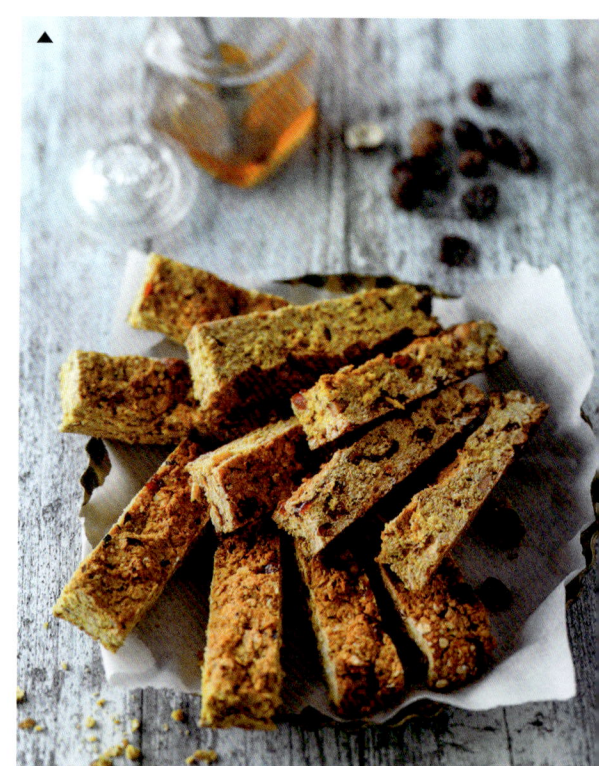

Schmeckt auch als süßes Hauptgericht

MILCHREIS MIT KARDAMOM UND FEIGEN

1 l Milch | 1 Prise Salz | 200 g Rundkornreis (Risottoreis) | 1 gehäufter TL gemahlener Kardamom | 1 gehäufter EL gemahlene Kurkuma | 1 TL Kokosöl (ersatzweise Ghee) | 1 Prise Pfeffer | 100 g Honig | 4 frische Feigen | 20 g Pistazien

Für 4 Personen | 40 Min. Zubereitung
Pro Portion ca. 475 kcal, 13 g E, 13 g F, 76 g KH

1 Für den Milchreis die Milch mit Salz in einem Topf zum Kochen bringen. Reis, Kardamom, Kurkuma, Kokosöl und Pfeffer zugeben und bei schwacher Hitze zugedeckt ca. 25 Min. quellen lassen. Gelegentlich umrühren. Den Milchreis mit 50 g Honig süßen und auf vier Gläser oder Schalen verteilen.

2 Inzwischen Feigen waschen und vierteln. Pistazien grob hacken. Milchreis mit Feigen und Pistazien anrichten und mit dem restlichen Honig beträufeln.

VARIANTE

Statt frischer Feigen können Sie auch Granatapfelkerne verwenden. Im Sommer passen beispielsweise saftige Pfirsiche, Nektarinen, Aprikosen oder Pflaumen.

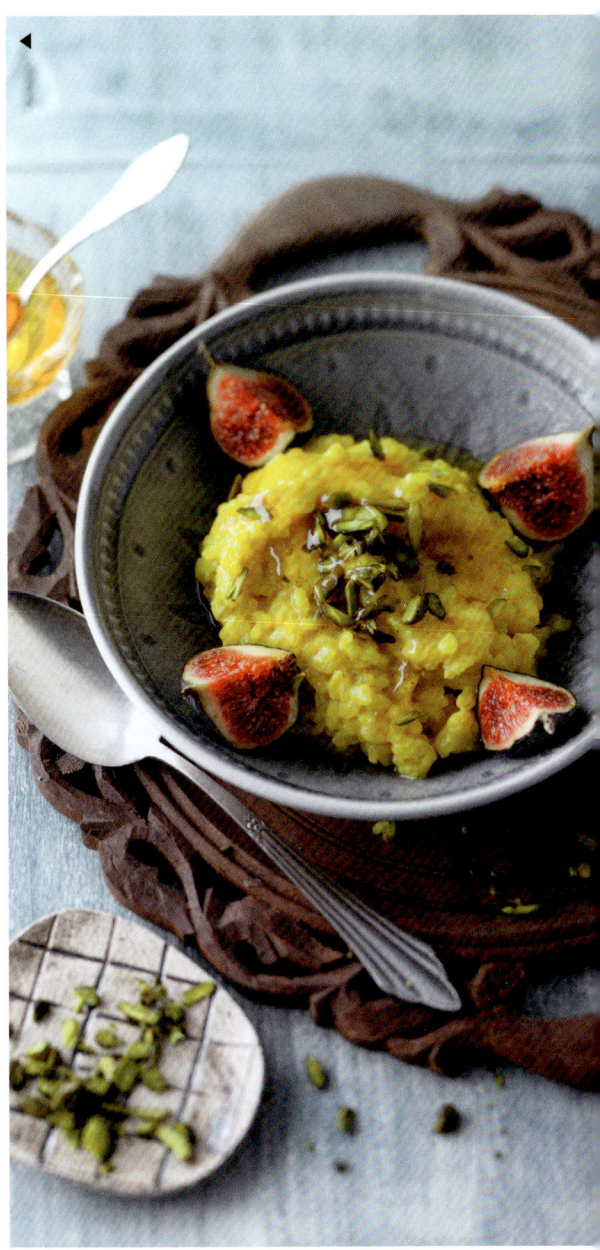

Bücher und Zeitschriften, die weiterhelfen

Bücher

Conradi, Dr. Jörg
Wunderwurzel Kurkuma
Kopp Verlag

Lindner, Bettina-Nicola
Kurkuma – Entzündungs-hemmer, Zellschutz, Schlankmacher
VAK Verlags GmbH

Oberbeil, Klaus
Kurkuma – Die heilende Kraft der Zauberknolle
Heyne Verlag

Rhyner, Dr. Hans H.; Rosenberg, Kerstin
Das große Ayurveda Ernäh-rungsbuch. Gesund leben und genussvoll essen
Königsfurt Urania

Rosenberg, Kerstin; Nesari, Prof. Dr. Tanuja
Ayurveda heilt. Ernährung als Medizin
Südwest Verlag

Power Food, Ernährungs-guide und Kochbuch
Dorling Kindersley

Zeitschriften

Fischer, Sonja; Glei, Michael
Kräuter und Gewürze – Über-sicht zu möglichen gesund-heitsfördernden Effekten
Ernährungs-Umschau 12/2016
(M690–698)

Schiborr, Christina; Kocher, Alexa; Frank, Jan
Curcumin – Grundlagen der Resorption und des Metabo-lismus
Ernährungs-Umschau 11/2015
(M636–642)

Universität des Saarlandes, Pres-semitteilung
Curcumin wirkt entzün-dungshemmend – Wirk-mechanismus entschlüsselt
Ernährungs-Umschau 01/2017
(M6)

Willms-Beyárd, Hildegard
Die Antikrebs-Diät
Natur & Heilen 05/2017
(Seite 12–21)

Bücher aus dem GRÄFE UND UNZER VERLAG

Bingemer, Susanna
Superfoods. Kraftpakete aus der Natur

Frey, Hannah
Clean Eating Basics

Grillparzer, Marion
Die Suppe heilt. Trend-Food Brühe für mehr Energie, weniger Pfunde und einen fitten Darm

Kleine-Gunk, Prof. Dr. Bernd; Cavelius, Anna; Dusy, Tanja
Abnehmen mit Sirtfood

Pfannebecker, Inga
Currys

Schinharl, Cornelia
Indisch kochen

Tröckes, Anna; Grunert, Detlef
Mit Yoga und Ayurveda ganz-heitlich heilen

Wenzel, Melanie
Meine besten Heilpflanzen-rezepte für eine gesunde Familie

Wiedemann, Christina
Eiweiß, nur grün. Der Pro-teinkick aus Linsen, Erbsen, Tofu & Co.

Adressen,
die weiterhelfen

Bezugsadressen

www.alnatura.de
Biosupermarkt mit Filialen und Onlineshop mit einer Auswahl an Kurkumaprodukten.

www.basicbio.de
Biosupermarkt mit Filialen und Onlineshop, offeriert verschiedene Kurkumaprodukte.

www.denns-biomarkt.de
Biosupermarkt mit Filialen, bietet Kurkumaprodukte verschiedener Hersteller.

www.dhu.de
DHU Deutsche Homöopathie Union, Karlsruhe, Homöopathische Arzneimittel, z. B. Curcuma longa Urtinktur, keine Onlinebestellung.

www.govinda-natur.de
Onlineshop unter anderem für Kurkumasaft, Kurkumakapseln und gemahlene Kurkuma in Bioqualität.

www.pukkaherbs.de
Anbieter für Bioprodukte wie Kurkumatees und -kapseln, erhältlich in Biomärkten und Reformhäusern.

www.raabvitalfood.de
Onlineshop mit einer Auswahl an Nahrungsergänzungsmitteln mit Kurkuma sowie Goldene-Milch-Gewürzmischungen.

www.sonnentor.com
Onlineshop für Tee und Gewürze in Bioqualität, unter anderem für Kurkumatees und Goldene-Milch-Gewürzmischungen.

www.violey.com
Versand mit großer Auswahl an Kurkumaprodukten, wie Tees, Pulver und Kapseln.

Internet-Links

www.clinicaltrials.gov
Webseite des U. S. National Institute of Health, auf der wissenschaftliche Forschungsarbeiten publiziert werden.

www.kurkuma-superfood.info
Umfangreiche Infos über den gesundheitlichen Nutzen und die Wirkung von Kurkuma und Curcumin.

www.kurkuma-wirkung.de
Onlineratgeber zur Wirkung von Kurkuma.

www.kurkuma-wurzel.info
Infos und Rezepte rund um das Thema Kurkuma.

www.ncbi.nlm.nih.gov/pubmed
U.S. National Library of Medicine im PubMed, dem Suchroboter einer amerikanischen Datenbank, in der nahezu alle wissenschaftlichen Artikel der letzten Jahre gespeichert sind.

Unsere Expertin

Kerstin Rosenberg

Europäische Akademie für Ayurveda
Forsthausstraße 6
D-63633 Birstein
www.ayurveda-akademie.org
Ayurvedaspezialistin Kerstin Rosenberg leitet gemeinsam mit ihrem Mann im hessischen Birstein die Europäische Akademie für Ayurveda mit angeschlossenem Kurzentrum.

www.rosenberg-ayurveda.de

Sachregister

A

Abwehrkraft 14, 26
ADI-Wert 19
Adstringens 15, 35
Alterung 17, 23, 28
Alzheimer 17, 22 f., 33
Anbau 9 f.
Anti-Aging-Effekt 17, 28
Antimikrobielle Wirkung 17 f.
Antioxidantien 9, 17, 21, 23,
     28, 30 f., 34
Antiseptikum 14
Arbeitsgedächtnis 34
Arteriosklerose 23, 30 f.
Arthritis 21, 24
Arthrose 24
Asthma 15, 21
Atemwege 15, 22
Ätherische Öle 18, 20 f., 24
Aufbewahrung 12
Augen 18, 22
Ayurveda 12 ff., 40, 53

B

Bauchspeicheldrüse 31 f.
Bioaktivstoffe 17
Bioqualität 13, 20, 35
Bioverfügbarkeit 19 ff., 35
Bitterstoffe 18, 21
Blähungen 24
Blutfluss 13, 31
Blut-Hirn-Schranke 33
Blutreinigung 13 f.
Blutzuckerspiegel 32
Brustkrebs 31

C

Capsaicin 21
Carotinoide 18
Chai 47
Chili 21
Cholesterin 21, 27, 31
Chutney 11, 15, 61
Colitis ulcerosa 25
Cortison 23
Curcumin 17 ff., 23
Curry 10 f., 25

D

Dal 64
Darm 24 f., 31 f., 72
Depression 13, 34
Diabetes 15, 23, 27, 32 f.
Dosierung 15, 19, 25, 35
Durchfall 19, 35

E

E 100 12
Eisen 18
Ekzem 13
Entsaften 84
Entzündungen 9, 16 ff., 21,
     23 ff., 29, 31 f.
Erkältungen 21, 26 f., 38, 40,
     45, 76

F

Farbstoff 9 ff., 17, 22, 24
Fermentation 72
Fettverdauung 24
Flecken 10, 28 f.
Freie Radikale 17, 23, 28, 34

G

Galle 12, 18, 24 f., 27, 35
Gedächtnis 27, 34
Gelbwurz 8 f.
Geschmack 10 f., 12 f., 35, 50,
     76
Getränke 15, 35
Ghee 15, 19, 29, 53

H

Haare 28 f.
haldi doodh 40
Halsschmerzen 27
Harntreibende Wirkung 13
Harze 18
Hautkrankheiten 13 f., 30
Hautpflege 18, 28 f.
Herz 30 f.
Herz-Kreislauf-Erkrankungen
     15, 17, 22, 27, 30 ff.
Heuschnupfen 15
Histamintoleranzfähigkeit 15
Holi-Festival 29
Husten 27, 40

I

Immunsystem 8, 14, 17 f.,
     22 f., 26 f., 38, 45
Infektionen 13, 22
Ingwer 9, 14 f., 21, 35
Insektenstiche 30, 40

K

Kalzium 18
Killerzellen 27
Kinder 40
Kopfschmerzen 22, 27

Krebs 17, 22 f., 26 f., 31 f.
Kurkumapaste 40
Kurkuma-Shots 45

L

Lymphozyten 26

M

Magenbeschwerden 13, 19,
    24 f., 35
Magnesium 18
Makrophagen 27
Menge 14, 19, 25, 35
Menopause 31
Menstruationsbeschwerden
    13, 22
Metastasen 31 f.
Mikroorganismen 17, 26
Milch 40
Milz 13
Mitochondrien 33
Mizellen 20
Morbus Crohn 25
Muttersaft 46

N

Nahrungsergänzungsmittel
    20, 35
Nebenwirkungen 19, 23, 35

O

Oxidativer Stress 23, 30, 34

P

Pestizide 13
Pfeffer 12, 15, 19, 21, 35
Piperin 12, 19 ff., 35

Polyphenole 17, 22
Probiotika 72
Prostata 31
Proteine 18

R

Rheuma 13, 24
Rhizom 9

S

Safran 9
Schlaganfall 30, 32
Schuppenflechte 30
Schwangerschaft 25, 35, 40
Sekundäre Pflanzenstoffe 17,
    22, 72
Serotonin 34
Sport 31
Stillzeit 25, 35, 40
Stoffwechsel 14 f., 17 ff., 26,
    32, 38, 42
Stress 26

T

Tee 20
Tiefkühlen 12
Thich Nhat Hanh 24
Traditionelle Chinesische
    Medizin (TCM) 12 f.

U

Übelkeit 19, 21, 24, 35
Übergewicht 15, 32
U.S. National Institute of
    Health 16
U.S. National Library of
    Medicine 16

V

Verbrennungen 30, 40
Verdauung 11, 13, 15, 17 f.,
    21 f., 24 f., 27, 40, 45
Vitamine 18, 72
Völlegefühl 24, 50
Vorzugsmilch 40

W

Welternte 10
Wunden 22, 30, 40
Wurzelgemüse 15

Z

Zähne 18, 27 ff.
Zubereitung 10, 12, 15

Rezeptregister

A

Ananas-Kurkuma-Konfitüre 87

B

Bananen-Haselnuss-Müsli-
riegel 88
Blaubeer-Kurkuma-Kuchen
»Upside down« 78
Blumenkohlsteaks mit Cole-
slaw im Burger 75
Brokkoli-Kurkuma-Masala mit
Halloumi 74

C

Chai-Cheesecake mit Kurkuma-
Honig-Frosting 80

E

Erbsen-Kurkuma-Falafel mit
Paprika-Hummus 70

F

Frappuccino mit Kurkuma-
Gewürzsirup 44

G

Gebratene Udonnudeln mit
Grünkohl 71
Gebratener Kurkumareis 59
Gefüllte Zucchini mit Bulgur-
Pilaw 68
Ghee 53
Golden Bowl 55
Goldene Milch 40
»Goldene Milch«-Eis mit
Kokos 82
»Goldene Milch«-Eis mit
Mandelkrokant 83
Goldene Misosuppe 59
Goldener Hefezopf mit
Schokofüllung 77
Goldenes Aromawasser 46
Goldenes Kimchi 73

H

Heiße Kurkumaschokolade 39

K

Kartoffel-Rosenkohl-Auflauf
mit Huhn 67
Kokos-Bananen-Ice-Shake 48
Kurkuma-Bratapfel mit Vanil-
lesauce 86
Kurkuma-Chai-Latte 47
Kurkuma-Energiekugeln 81
Kurkuma-Fruchtgummis 84
Kurkuma-Kokos-Suppe mit
gerösteten Linsen 51
Kurkuma-Ricotta-Gnocchi mit
Brokkoli 62
Kurkumatee mit Ingwer und
Zitrone 42
Kurkumatonic mit
Apfelessig 42
Kurkumanudeln mit Pistazien-
pesto 54

L

Lachs mit Kräuterkruste und
Mandelbulgur 65
Lauwarmer Kürbissalat mit
Kurkumadressing 63
Limonade mit Grapefruit
und Chili 43
Linsen-Tomaten-Dal 64

M

Mango-Kurkuma-Chutney 61
Mango-Sanddorn-Lassi 46
Milchreis mit Kardamom und
Feigen 89
Möhren-Kurkuma-Cookies 79
Möhren-Kurkuma-Smoothie 45

P

Pannacotta mit Himbeercoulis
85
Puten-Tikka im Fladen mit
Gurkensalat 58

Q

Quinoa-Gemüse-Eintopf 69

S

Scharfes Blumenkohl-Curry
mit Hirse 57
Seelachs mit Kartoffel-
Avocado-Salat 60
Spinat-Hirse-Puffer mit
Kurkuma-Kürbis-
Ketchup 66
Süßkartoffel-Kürbis-Suppe
mit Feta 56

W

Wirsing mit Quinoa und schar-
fer Kurkumasauce 52

Z

Zitrus-Kurkuma-Punsch 49

Impressum

© 2017 GRÄFE UND UNZER VERLAG GmbH, München
Alle Rechte vorbehalten. Nachdruck, auch auszugsweise, sowie Verbreitung durch Bild, Funk, Fernsehen und Internet, durch fotomechanische Wiedergabe, Tonträger und Datenverarbeitungssysteme jeder Art nur mit schriftlicher Genehmigung des Verlages.

Projektleitung: Silvia Herzog
Lektorat: Ulrike Geist
Bildredaktion: Henrike Schechter
Korrektorat: Christian Wolf
Umschlaggestaltung und Layout: independent Medien-Design, Horst Moser, München
Herstellung: Petra Roth
Satz: Christopher Hammond
Reproduktion: Medienprinzen GmbH, München
Druck und Bindung: Neografia, www.neografia.sk

ISBN 978-3-8338-6149-9

4. Auflage 2018

Die GU-Homepage finden Sie unter www.gu.de

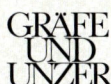

GRÄFE UND UNZER
Ein Unternehmen der
GANSKE VERLAGSGRUPPE

Bildnachweis

Cover: Silvio Knezevic, München
Innenteil: Kramp + Gölling, Reeßum
Food-Styling: Hermann Rottmann, Hamburg
Weitere Fotos: Getty Images: S. 6, 8, 29, 33; GU: S. 27 (Anja Stiehler); Istockphoto: S. 9, 12, 16, 22; Mauritius: S. 30; Privat: Außenklappe hinten, S. 4 oben, 14.

Syndication: www.seasons.agency

Wichtiger Hinweis

Die Gedanken, Methoden und Anregungen in diesem Buch stellen die Meinung bzw. Erfahrung der Verfasserin dar. Sie wurden von ihr nach bestem Wissen erstellt und mit größtmöglicher Sorgfalt geprüft. Sie bieten jedoch keinen Ersatz für persönlichen kompetenten medizinischen Rat. Jede Leserin, jeder Leser ist für das eigene Tun und Lassen auch weiterhin selbst verantwortlich. Weder Autorin noch Verlag können für eventuelle Nachteile oder Schäden, die aus den im Buch gegebenen praktischen Hinweisen resultieren, eine Haftung übernehmen.

Umwelthinweis

Dieses Buch wurde auf PEFC-zertifiziertem Papier aus nachhaltiger Waldwirtschaft gedruckt.

Backofenhinweis

Die Backzeiten können je nach Herd variieren. Die Temperaturangaben in unseren Rezepten beziehen sich auf das Backen im Elektroherd mit Ober- und Unterhitze und können bei Gasherden oder Backen mit Umluft abweichen. Details entnehmen Sie bitte Ihrer Gebrauchsanweisung.

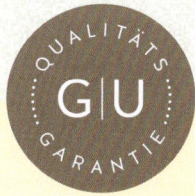

Liebe Leserin, lieber Leser,

haben wir Ihre Erwartungen erfüllt? Sind Sie mit diesem Buch zufrieden? Haben Sie weitere Fragen zu diesem Thema? Wir freuen uns auf Ihre Rückmeldung, auf Lob, Kritik und Anregungen, damit wir für Sie immer besser werden können.

GRÄFE UND UNZER Verlag
Leserservice
Postfach 86 03 13
81630 München
E-Mail:
leserservice@graefe-und-unzer.de

Telefon: 00800 / 72 37 33 33*
Telefax: 00800 / 50 12 05 44*
Mo–Do: 9.00 – 17.00 Uhr
Fr: 9.00 – 16.00 Uhr
(* gebührenfrei in D, A, CH)

Ihr GRÄFE UND UNZER Verlag
Der erste Ratgeberverlag – seit 1722.

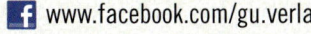 www.facebook.com/gu.verlag

Mehr Energie, mehr Wohlbefinden!

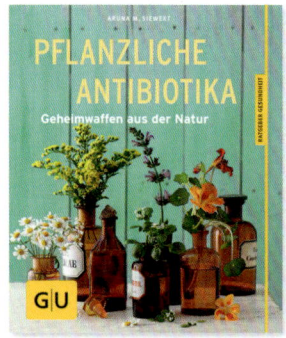

ISBN 978-3-8338-2836-2

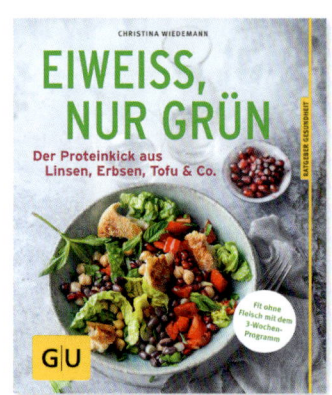

ISBN 978-3-8338-5935-9

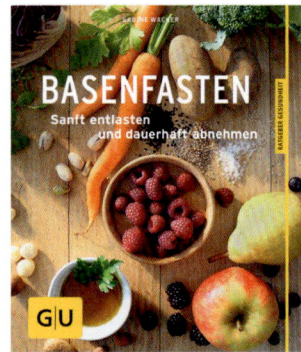

ISBN 978-3-8338-3562-9

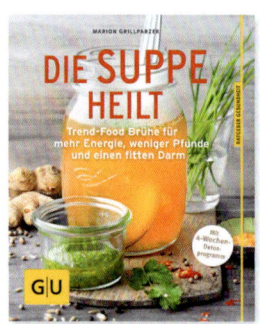

ISBN 978-3-8338-5629-7

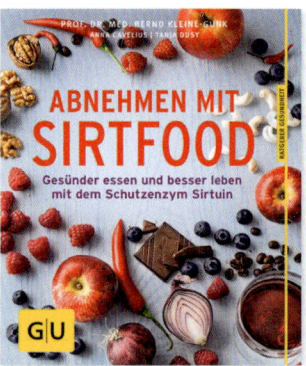

ISBN 978-3-8338-5936-6

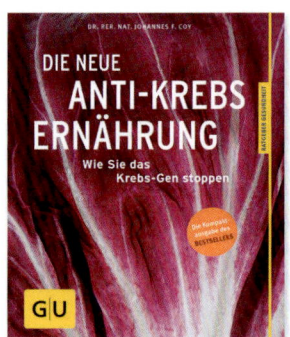

ISBN 978-3-8338-4834-6

Alle hier vorgestellten Bücher sind auch als eBook erhältlich.

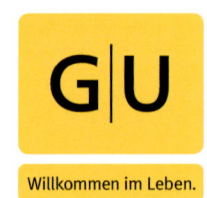